PATHOGÉNIE

DES

ABCÈS FROIDS DU THORAX

PAR

Le Dr Charles SOULIGOUX

Ancien interne des hôpitaux
Médaille d'or de chirurgie, 1893
Prosecteur à la Faculté
Lauréat de l'Académie de médecine (Prix Oulmont)
Membre de la Société anatomique

PARIS
G. STEINHEIL, ÉDITEUR
2, RUE CASIMIR-DELAVIGNE, 2
1894

PATHOGÉNIE

DES

ABCÈS FROIDS DU THORAX

IMPRIMERIE LEMALE ET Cie, HAVRE

PATHOGÉNIE

DES

ABCÈS FROIDS DU THORAX

PAR

Le Dr Charles SOULIGOUX

Ancien interne des hôpitaux
Médaille d'or de chirurgie, 1893
Prosecteur à la Faculté
Lauréat de l'Académie de médecine (Prix Oulmont)
Membre de la Société anatomique

PARIS
G. STEINHEIL, ÉDITEUR
2, RUE CASIMIR-DELAVIGNE, 2

1894

PATHOGÉNIE

DES ABCÈS FROIDS DU THORAX

CHAPITRE PREMIER

Historique.

La science, écrivait en 1865 Leplat (*Archives générales de médecine*, p. 407), est riche en relations d'abcès des parcis thoraciques, mais les auteurs se sont toujours préoccupés de l'ulcération de la plèvre, et de la marche progressive du pus à l'extérieur ; la communication de la tumeur sous-cutanée est déjà accomplie, soit avec la cavité pleurale, soit avec les bronches lorsque l'observation est livrée à la publicité. Cependant peu de de travaux d'ensemble ont été faits avant lui ; on trouve une série d'observations éparses dans la science.

t. *Sepulcretum*, t. I, p. 558, obs. XVII.

Pacini (*Nouveau Journal de médecine*, 1822) relate d[illegible] observations d'abcès froids des parois thoraciques avec adhérences pleurales.

Bonnet (*Archives générales de médecine*, 1829), cite une observation prise à l'Hôtel-Dieu.

Ménière (mémoire original publié dans les *Archives générales de médecine*, 1829), étudie les abcès froids des parois thoraciques, puis publie un nouveau mémoire en 1830.

Dance (*Archives générales de médecine*, 1832, p. 149) étudie un abcès placé sur les confins de l'abdomen et de la poitrine et consécutif à une pleurésie.

Parise (*Archives générales de médecine*, 1839) relate l'observation d'une résection de côte par M. Marchal de Calvi : pleurésie antérieure, abcès, ostéophyte et carie consécutives.

Enfin, il existe quelques faits utiles à connaître dans Gendrin, à l'article : Inflammation de la plèvre ; dans l'*Anatomie pathologique* de Cruveilhier, dans celle de M. Lebert.

Tel est le point où Leplat trouve l'histoire des abcès des parois thoraciques. Il relate des observations nombreuses, s'appuie sur des faits incontestables, mais il eut le tort de ne voir qu'un des côtés de la question. Voici ce qu'il écrit après avoir constaté la présence de côtes dénudées, cariées et nécrosées.

« J'arrive, dit-il, à un des points les plus délicats de mon mémoire. Lorsqu'à l'ouverture d'un abcès pariétal, on rencontre une carie ou nécrose, celles-ci sont-elles primitives ou consécutives ? En d'autres termes, un abcès peut-il être la cause d'une affection des côtes ou des cartilages ? Ces problèmes ne sont plus de notre temps et il semble en vérité qu'ils soient complètement résolus. Boyer a beaucoup contribué à faire abandonner par ses contemporains l'opinion des anciens. Si le tissu cellulaire qui recouvre un os s'enflamme et suppure, le périoste s'épaissit et garantit ainsi l'os du contact du pus. Ce liquide n'a d'ailleurs aucune qualité irritante et encore moins rongeante, lorsqu'il succède à une inflammation phlegmoneuse et qu'il n'a pas été exposé au contact de l'air. Si à l'ouverture d'un abcès situé sur un os, on trouve celui-ci carié ou nécrosé, c'est qu'alors la substance a été primitivement affectée et que l'abcès dans ce cas a été l'effet et non la cause de l'altération. » (T. I, p. 532, 8e édition.)

Nous voyons que Bonnet faisait une part beaucoup trop exclusive aux lésions primitivement osseuses ; il est inutile que nous discutions ce fait que toute collection purulente a tendance à léser les tissus environnants quels qu'ils soient, même les os.

Dès 1837, d'ailleurs, Maslieurat Lagemard (*Arch. générales de médecine*), écrivant sous l'inspiration de Cloquet, a prouvé par une observation irréfutable que les os placés au foyer d'un abcès pouvaient devenir consécutivement malades. Il s'agit d'un phlegmon de l'aisselle, développé chez un malade parfaitement portant, d'ailleurs, chez qui le pus fusant du côté de la poitrine détruisit les côtes et les cartilages.

Il serait oiseux de poursuivre ces énumérations, le fait étant incontestable.

Leplat multiplie les opinions et les preuves et arrive aux conclusions suivantes :

1° La carie et la nécrose des côtes sont vraisemblablement trop volontiers invoquées comme origine des abcès pariétaux. Quand il n'existe ni scrofule, ni syphilis, ni contusion violente, il est irrationnel de supposer une altération osseuse ; lorsque celle-ci existe, elle peut être consécutive.

2° Les inflammations de la plèvre, au lieu de se limiter sur le tissu primitivement envahi, ont des retentissements morbides sur les tissus environnants et sont causes dans certaines circonstances des abcès chauds ou froids des parois thoraciques. Cette proposition est prouvée par l'analyse de plus de trois cents observations.

3° Les efforts de toux sont insuffisants par eux-mêmes pour donner naissance à un abcès thoracique, si leur action n'est secondée par une inflammation pleuro-pulmonaire.

4° Les abcès circonvoisins de la pleurésie admettent trois variétés de rapport entre l'affection primitive et l'affection secondaire : 1° Un phlegmon aigu est subordonné à une pleurésie aiguë ; 2° un abcès froid à une pleurésie chronique ; 3° un abcès chaud à une pleurésie ancienne.

5° Les symptômes des abcès de voisinage aigus ou chroniques n'ont rien de spécial et ne peuvent servir au diagnostic sans les commémoratifs.

6° Abandonnés à eux-mêmes, ces abcès ont plus que les autres tendance à s'ouvrir dans les bronches, à cause des adhérences pleurales qui existent nécessairement.

7° Les complications qui leur appartiennent directement sont les altérations des poumons et les ostéites consécutives.

8° Leur traitement tire ses indications de la cause qui les a produits. Ils doivent être complètement ouverts parce que, de simples, ils peuvent devenir ossifluents et apporter des désastres graves dans les poumons.

9° J'ai exposé les faits sans hasarder une théorie. Dans l'état actuel de la science deux explications peuvent être proposées :

a) La propagation inflammatoire ;

b) L'action réflexe.

Cette dernière est à la mode ; elle est acceptable pour des phlegmons se développant loin du foyer primitif.

J'ai tenu, ici, à exposer tout au long les conclusions de Leplat, j'aurai à l'article Pathogénie à discuter longuement quelques-unes de ses propositoins. Il résulte de ses conclusions que, pour lui, la lésion pleurale est primitive, que l'ostéite, tout en pouvant être primitive, si tant est qu'elle le soit, n'est le plus souvent que secondaire. Un point intéressant, c'est que la théorie l'amène à l'intervention immédiate, vraiment chirurgicale, l'incision.

L'opinion de Leplat eut un grand retentissement.

Gaujot, plus tard, dans ses leçons cliniques faites au Val-de-Grâce, exposa sa théorie dite de la périostite externe, qui fut acceptée par la majorité des auteurs et devint classique.

Duplay dans une leçon clinique faite à l'hôpital St-Louis, publiée par M. Marot dans le *Progrès médical*, 1er juillet 1876, distingue trois variétés d'abcès chronique :

A. — *Abcès froids.*

B. — *Abcès froids périostiques.*

C. — *Abcès ossifluents.*

A. — Les abcès froids ordinaires se rencontrent fréquemment dans la région axillaire, leur développement s'y explique par la présence des ganglions lymphatiques. Ils sont rares au contraire en tout autre point de la paroi thoracique. On peut en observer cependant au même titre que dans une foule d'autres régions dépourvus de ganglions, leur provenance est là comme ailleurs inexpliquée. Ils occupent le tissu cellulaire sous-cutané sans affecter aucune relation avec le squelette.

Dans cette classe nous voyons que M. le professeur Duplay fait rentrer à la fois l'adénite tuberculeuse et la gomme tuberculeuse du tissu cellulaire.

B. — Les abcès froids de la deuxième variété, que je vous propose de nommer périostiques, sont au contraire des collections purulentes en rapport direct avec le squelette, mais avec le squelette resté sain, au moins au début de l'affection. Ils se développent autour des côtes ou sur les faces du sternum, mais le périoste seul est altéré à sa surface externe.

Il les divise ensuite en :

Abcès *sus-costaux*, lorsqu'ils sont situés en avant des côtes ;

Abcès *sous-costaux*, lorsqu'ils sont situés en arrière des côtes ou du sternum ;

Abcès *en bouton de chemise*, lorsque les deux formes précédentes existent chez le même sujet, et communiquent par une brèche plus ou moins large d'un espace intercostal.

Dans la suite de sa leçon, M. le professeur Duplay étudie les opinions de ses devanciers. Il n'accorde aucune valeur à la théorie pathogénique de Menière qui expliquait leur fréquence et leur développement par l'irritation que produisent les efforts de toux.

Quant à l'opinion de Leplat, il l'admet pour un certain nombre de cas, mais il la repousse d'une façon absolue lorsqu'elle fait intervenir l'existence antérieure d'une pleurésie pour expliquer des abcès froids sous-costaux éloignés anatomiquement de la plèvre, et quant aux maladies où sont constatés, dit-il, des frottements pleuraux, il est permis de supposer qu'ils ne sont que secondaires. D'ailleurs cette pleurésie de voisinage est une complication bien connue des abcès qui succèdent au phlegmon et en particulier à l'adéno-phlegmon aigu de l'aisselle. Cependant on peut faire remarquer à M. le professeur Duplay qu'il n'est pas plus logique d'attribuer les adhérences pleurales que l'on trouve dans la forme des abcès sus-costaux à une propagation de l'inflammation à la plèvre, à travers toute la paroi, que de vouloir comme Leplat que la lésion soit d'abord primitivement pleurale. Nous aurons d'ailleurs à revenir sur ce point.

Dans la suite de sa leçon, il se range à l'opinion de Gaujot. Il admet que ces abcès sont dus à une périostite superficielle externe, qui laisse intacte l'adhérence du périoste aux os qui ne sont nullement touchés dans une première période de la maladie. Quand, plus tard, l'os est atteint, ce n'est qu'une lésion par propagation; mais cette ostéo-périostite ne ressemble pas à l'ostéo-périostite d'emblée dans laquelle la couche profonde du périoste est d'abord atteinte en même temps que l'os. Ici, au contraire, si l'os est secondairement dénudé, il n'est atteint que légèrement et l'on ne trouve à sa surface qu'une exfoliation superficielle. Je n'ai pas besoin d'insister sur cette opinion pour le moment, qui mesure à l'atteinte plus ou moins grande de l'os l'origine soit périostique, soit osseuse de la lésion.

Cependant on sent dans cette leçon que les faits cités par Leplat ont frappé M. Duplay; étudiant le point de vue pathogénique, il dit : « Peut-être aussi l'étiologie invoquée par M. Leplat est-elle applicable au développement de cette périostite : le tiraillement d'adhérences pleurales anciennes n'est peut-être pas étranger à l'irritation subie par la couche superficielle du périoste.

Enfin dans la troisième variété, variété des abcès ossifluents, il range les abcès dus à une lésion profonde des os. Tantôt le pus se collecte au point malade, tantôt il s'éloigne du foyer de sa production. Dans ce dernier cas, parti du corps d'une vertèbre, par exemple, il peut suivre la gaine des vaisseaux intercostaux et venir s'ouvrir au niveau du sternum. Le chemin est en tous cas bizarre, et si nous rapprochons notre observation... de celle de M. Duplay qui se base, pour admettre une lésion de la colonne vertébrale, sur ce que le malade souffre depuis 18 mois dans la région de la colonne vertébrale, nous verrons que nous pourrons lui donner une tout autre explication.

Dans le *Progrès médical* du 15 juillet 1876, nous trouvons une lettre de M. le professeur Verneuil à M. Duplay au sujet de la leçon :

Il y attaque la théorie des abcès périostiques :

Pendant longtemps, dit-il, je n'ai pu comprendre la formation de ces abcès, n'acceptant pas volontiers l'hypothèse d'une périostite débutant, contre toute vraisemblance, par la face externe de la membrane fibreuse.

Il montre que ces abcès sont surtout fréquents au niveau de la partie antérieure et inférieure du thorax, là où les côtes sont recouvertes de couche musculaire. En ce point il a trouvé sous les muscles des pseudo-bourses séreuses, cavités où sous l'influence de causes diverses il peut s'accumuler du liquide et en particulier du pus chez les sujets prédisposés; ce pus baignera directement la face externe du périoste lequel fera partie de la cavité purulente, et sera recouvert de la membrane pyogénique. En un mot, il y aura au niveau de la paroi thoracique des hygromas suppurés, comme il en existe autour des articulations, etc.

En même temps qu'il émet cette opinion, il cite une observation qui, pour nous, a une importance capitale.

J'ai vu, dit-il, il y a vingt ans au moins, un cas d'abcès en bissac qui siégeait le long du bord droit du sternum. L'autopsie m'a permis de reconnaître que l'abcès avait pour point de départ la suppuration d'un ganglion lymphatique accolé à l'artère mammaire interne. Les vaisseaux intercostaux eux-mêmes, surtout au voisinage de la colonne vertébrale, sont accompagnés de ganglions. Je crois qu'on peut admettre comme possible l'origine ganglionnaire de certains abcès de la paroi thoracique.

Dans un article paru dans la *Gazette hebdomadaire de médecine et de chirurgie*, n° 40, 2 octobre 1879, Charvot, professeur agrégé au Val-de-Grâce, reprend les idées de son maître Gaujot.

Faisant un court historique du sujet qu'il traite, il reproche aux anciens chirurgiens, à Gerdy entre autres, de n'avoir vu et connu que l'abcès formé alors qu'il y avait la lésion osseuse, et de n'avoir pas compris le rôle du périoste dans la production des abcès froids. Il constate avec regret que dans le compendium de chirurgie, à l'article Maladies du périoste, il n'y a que six lignes d'après lesquelles les altérations chroniques seraient consécutives à celles du tissu qui l'avoisinent. Il faut, dit-il, arriver à Billroth pour trouver le premier aperçu sur la périostite chronique externe.

Cet auteur ébauche d'une façon remarquable son histoire et montre le premier, au dire de Charvot, que dans cette affection, les lésions siègent sur la face externe du périoste. Il s'appuie sur cette phrase : « Vous devez considérer comme particulièrement affectée la couche de tissu cellulaire lâche du périoste; là existe la dilatation vasculaire, l'infiltration séreuse et plastique. » Puis, plus loin : « Les deux couches du périoste ne peuvent plus être exactement distinguées l'une de l'autre et se trouvent transformées en une masse lardacée d'une consistance assez ferme; au microscope vous trouvez la membrane formée par un tissu conjonctif pourvu de jeunes cellules et parcouru par des capillaires dilatés et plus ou moins augmentés de nombre. »

Il faut avoir un bien grand désir de démontrer vraie son opinion, pour s'appuyer sur ces quelques lignes de Billroth pour en faire un précurseur de Gaujot. Outre qu'elles sont très obscures, un contradicteur pourrait s'en emparer et avec leur aide démontrer tout le contraire.

Qu'est-ce en effet que le périoste ? C'est une membrane blanche et forte qui recouvre l'os entier excepté à sa surface articulaire.

Il est constitué, dans la plupart des cas, par une couche fibreuse externe composée de faisceaux fibreux agrégés en un tissu dense, et par une couche interne ou ostéogène. Cette dernière, de texture lâche, consiste en un réseau de minces faisceaux fibreux contenant de nombreux vaisseaux sanguins et de cellules protoplasmiques.

On voit donc que Billroth devait avoir plutôt en vue cette face profonde ; il est vrai que Charvot à son tour pouvait dire qu'il songeait à cette couche de tissu celluleux qui réunit les muscles et les aponévroses au périoste sous-jacent. J'en conclurai simplement ceci, c'est que l'opinion invoquée par lui ne constitue pas une preuve, et qu'il peut laisser à Gaujot l'honneur de sa découverte.

Billroth admet bien la périostite chronique, mais il ne parle nullement de périostite externe et Charvot lui reproche même de sacrifier aux idées anciennes, parce qu'il reconnait que la périostite suppurée s'acccompagne le plus souvent de carie (tout en écrivant qu'elle est superficielle). Ayant toujours en vue la périostite externe, Charvot revient sur ce sujet dans un travail sur la tuberculose chirurgicale, publié dans la *Revue de chirurgie*, 1884, p. 437. Il cite l'opinion de Kiener et Poulet qui, ce me semble, est tout à fait contraire à celle de Gaujot et Charvot. « Le tubercule, disent ces auteurs, débute ordinairement dans la couche profonde du périoste », c'est-à-dire dans un territoire vasculaire, éminemment propre à la néoformation capillaire : la néoplasie, comprimée entre l'os et les lames fibreuses du périoste, prend alors la forme d'une lentille biconvexe ou d'une lame amincie sur ses bords, etc. » Il me semble qu'après cela, le nom de périostite externe est bien compromis et que celui de périostite sans qualificatif serait de beaucoup préférable.

Cependant les idées de Gaujot eurent gain de cause. Follin et Duplay dans leur *Traité de chirurgie*, décrivent la périostite externe des côtes. M. Peyrot, dans le traité dit des quatre agrégés, s'y rattache. MM. Poulet et Bousquet dans leur traité de chirurgie l'acceptent.

Cependant la périostite comme lésion isolée était attaquée, même dans ses manifestations aiguës. Lannelongue détrônait la périostite phlegmoneuse diffuse, au profit de l'ostéomyélite. A l'heure actuelle, la cause de la périostite semble perdue. M. Poncet dans le nouveau *Traité de chirurgie*, p. 811, t. II, obligé de par les classiques à une description de la périostite, s'exprime ainsi :

« Ce n'est pas sans embarras que nous abordons l'étude sur les périostites; nous sommes en droit de nous demander si elles peuvent revendiquer une existence réelle, et si nous sommes encore obligés d'accepter la vieille systématisation proposée en 1759 par Kalschmidt.

La conception actuelle que nous possédons de l'anatomie de l'os nous permet mal de comprendre l'édification et l'évolution d'une lésion primitivement et exactement limitée au périoste : « L'os est un tout dont la substance osseuse n'est que la partie la moins importante au point de vue du processus pathologique (Ollier, *Traité des résections*, t. I, p. 416). Comment le système vasculaire irrégulier du périoste pourra-t-il seul subir les modifications sans que les canaux de Havers, avec lesquels il a des connexions si essentielles, y participent.

Puis plus loin : « En décrivant des périostites, nous souscrivons à la description classique des diverses variétés de lésions inflammatoires du tissu osseux, mais nous tenons à affirmer encore qu'il s'agit le plus souvent d'ostéopériostites. » Au chapitre. Périostite tuberculeuse, il n'ose cependant nier le début par le périoste isolément, tout en convenant que c'est là une forme relativement rare de la tuberculose osseuse. Il est d'ailleurs probable, dit-il, que les faits de ce genre deviendront de moins en moins fréquents. Les débridements, les larges incisions permettent de trouver bien souvent un fin pertuis conduisant sur un os dénudé, s'enfonçant dans le tissu osseux malade, alors qu'une ou plusieurs explorations préalables avec le stylet n'avaient pas donné de résultats positifs.

D'ailleurs, il pense que dans toute périostite la lésion se trouve dans les couches profondes du périoste.

Cette idée de la lésion osseuse primitive, est d'ailleurs acceptée et proposée par différents auteurs. M. Tuffier (*Semaine médicale*, 1890, p. 385) fait remarquer qu'après avoir ouvert et curetté un abcès, il faut rechercher s'il n'existe pas un point osseux malade ; la partie superficielle de la côte peut ne pas être atteinte. Il ne faut pas se hâter de conclure à l'existence d'une périostite, mais de bien débrider l'espace intercostal et on trouvera probablement une dénudation de la face interne d'une côte, point de départ de la lésion.

Dans des thèses récentes, M. Bonnel (Thèse de Paris, 1891) est plus affirmatif; il donne les conclusions suivantes : « Les abcès thoraciques ont toujours, à quelques exceptions près, un point de départ osseux qu'il faut chercher avec soin. »

M. Bonnaud (Thèse de Paris, 1891) est encore plus catégorique ; voici ses conclusions :

Les abcès froids des parois thoraciques sont de deux ordres : les uns tiennent à une tuberculose du tissu cellulaire ; les autres, plus fréquents, à une lésion osseuse.

La périostite externe, quand elle existe, n'est qu'une lésion de voisinage. Le point de départ de l'abcès costal est toujours l'os et non pas le périoste.

M. le professeur agrégé Peyrot (*Traité de chirurgie*, t. VI, p. 92) s'élève aussi contre la périostite externe.

Aujourd'hui, dit-il, la description même de la périostite tuberculeuse externe, telle que nous la trouvons dans Duplay, par exemple, paraît bien difficile à accepter.

Il est infiniment probable que la lésion tuberculeuse commence presque toujours par les couches superficielles de l'os et qu'elle se propage de là au périoste. La lésion osseuse peut rester cachée ; elle ne peut se manifester que par une dénudation très peu étendue qu'un examen très superficiel ne peut pas découvrir ; mais en somme, tous les degrés se rencontrent depuis une lésion osseuse imperceptible jusqu'à une dénudation étendue et il n'y a vraiment pas lieu de maintenir la distinction entre les abcès par périostite et les abcès par congestion d'origine costale.

M. le professeur Peyrot, on le voit, est très affirmatif et il n'hésite pas à revenir aux lois générales de la tuberculose osseuse.

M. le Dr Auclert (Thèse de Lyon, 1893) étudie les abcès des parois thoraciques à forme pseudo-pleurétiques et essaie un timide retour aux idées de Leplat dans certains cas.

Le tissu cellulaire sous-pleural est parfois, dit-il, le siège de collections purulentes à marche lente qui présentent des signes analogues à ceux de la pleurésie.

Ces abcès reconnaissent pour cause, dans la plupart des cas, une lésion osseuse. Les côtes sont atteintes d'ostéomyélite ou d'ostéopériostite. Dans des cas plus rares, il n'y a aucune lésion des côtes : on peut expliquer la formation des abcès par les rapports de la plèvre avec le tissu cellulaire sous-pleural.

Deux cas peuvent se présenter :

1° Il n'y a pas de lésion pleurale. On a affaire à la péripleurite décrite par Woillez et Wunderlich.

2° Il y a une lésion pleurale.

Si nous résumons cet historique nous voyons qu'on peut décrire trois périodes :

Une première qui s'étend jusqu'à Leplat, 1865, où les abcès froids sont considérés comme consécutifs à une carie costale.

Cette théorie a pour elle les noms de Parise, Bonnet, etc.

Une deuxième période où se discutent les théories de Leplat et de Gaujot et où finalement la théorie de Gaujot l'emporte après la thèse de Choné, les leçons cliniques de Duplay, les mémoires de Charvot, de Bousquet. C'est la théorie admise et exposée par Follin et Duplay dans les traités de chirurgie des quatre agrégés et de Poulet et Bousquet.

Dans une troisième période, qui est la période actuelle, la théorie de Leplat est complètement abandonnée, ou du moins à peine défendue et timidement par Auclert: la théorie de Gaujot, par contre, est battue fortement en brèche et même niée par Peyrot.

Dans la suite de ce mémoire nous exposerons successivement l'anatomie pathologique des abcès froids du thorax, puis, schématiquement, la constitution du thorax en décrivant plus au long les lymphatiques de la paroi et de la plèvre à l'état normal et à l'état pathologique, en nous aidant des recherches de nos devanciers et des nôtres propres.

CHAPITRE II

Anatomie pathologique

A l'heure actuelle, avons-nous dit, il existe deux lésions admises : la gomme du tissu cellulaire, et l'ostéite tuberculeuse. Nous donnerons un court résumé de leur aspect en insistant sur les particularités qu'elles présentent sur les parois thoraciques.

1. — Abcès du tissu cellulaire.

L'abcès du tissu cellulaire débute par une petite tumeur indépendante de la peau et des tissus profonds.

Appelés par Vidal, en 1873, gommes tuberculeuses, ils avaient été vus par Lebert, Hunter, Alibert. Ces gommes ont été étudiées par MM. Brissaud et Josias dans la *Revue mensuelle de médecine et de chirurgie* (t. III, 1879, p. 817) et surtout par M. Lannelongue dont nous résumerons la description.

Le noyau tuberculeux, gommes scrofuleuses de Vidal, est placé sous la peau près de la face profonde du derme auquel il n'adhère pas au début. Quelquefois la tumeur est placée dans l'interstice des muscles ; après une période variable elle se ramollit à son centre, suivant en cela la loi générale des productions tuberculeuses, aboutit à l'abcès proprement dit et on perçoit la fluctuation. Si nous ouvrons cet abcès, nous y trouvons un pus caséeux mal lié, contenu dans une poche qui, soit se détache aisément, soit fait corps avec les tissus avoisinants. La surface interne, d'après M. le professeur Lannelongue, n'est jamais lisse et unie dans toute son étendue ; plus ordinairement elle est inégale et villeuse. Fréquemment elle offre des boursouflures et des saillies exubérantes qui parfois flottent dans le liquide comme les valvules conniventes de l'intestin.

La paroi externe nous intéresse d'une façon toute spéciale.

Elle est généralement lisse et assez unie, de couleur grise ou d'un blanc grisâtre. L'état lisse de la surface se rencontre surtout lorsque la paroi de l'abcès est contiguë à une aponévrose ou lorsqu'elle est libre dans une couche de tissu cellulaire graisseux. Mais dans d'autres circonstances, surtout dans les points où la poche est en voie d'évolution, on constate à l'œil nu une véritable continuité avec les tissus voisins : la paroi de l'abcès leur est reliée par un nombre infini de liens vasculaires beaucoup plus visibles qu'à l'état normal. On voit, en résumé, dans le tissu cellulaire qui entoure la poche, des vaisseaux dilatés et quelquefois engorgés tels qu'il ne s'en présente jamais dans le tissu cellulaire normal.

A un degré plus avancé, correspondant à une évolution plus active, la surface externe présente des petits prolongements coniques ou conoïdes, véritables bourgeons comparables aux végétations molles des plaies : ces végétations extérieures suivent d'habitude les vaisseaux. Elles s'insinuent dans les orifices normaux des tissus fibreux, des aponévroses par exemple, et quand on enlève la poche on remarque dans ces tissus des criblures anormales ou exceptionnelles déterminées par la pénétration de ces bourgeons dans les orifices vasculaires normaux dilatés par eux. Or quelle est la constitution de ces bourgeons ? Ils sont presque exclusivement composés de cellules embryonnaires fortement colorées par le carmin. De petits tubercules élémentaires, d'une époque plus récente que dans la couche plus interne, y sont épars.

En un mot, c'est par la paroi externe que se fait l'extension de la tuberculose, suivant les vaisseaux, et qu'elle gagne en s'aidant d'eux les parties environnantes, ou bien encore en attaquant les tissus et organes voisins, détruisant le périoste qui résiste bien un certain temps et ensuite l'os, déterminant une ostéite superficielle.

Nous avons donné ici la description, d'après Lannelongue, de l'abcès froid du tissu cellulaire, sorte de gomme tuberculeuse qui, d'abord bien limitée comme en quelque sorte une tumeur bénigne, tend plus tard à envahir les tissus voisins, poussant en avant des végétations tuberculeuses, comme l'épithélioma, des végétations épithéliales. Quand la lésion a envahi le tissu osseux, s'il n'a pas été donné au chirurgien d'en suivre l'évolution, il sera impossible de dire à ce moment qui, de l'os ou du tissu cellulaire, a été pris le premier.

Plus tard, la peau est envahie à son tour : elle rougit, le pus s'évacue au dehors et il reste une fistule.

Dans d'autres cas, la guérison peut se produire :

1° L'abcès ne se vide pas au dehors, il est très peu développé et s'enkyste.

2° Le trajet fistuleux établi livre passage au liquide, puis l'écoulement cesse et se tarit ; le trajet fistuleux se ferme, la cavité de l'abcès se comble et il ne reste de tout cela qu'une cicatrice déprimée adhérente à la masse fibreuse qui représente les parois de l'abcès hypertrophiées et juxtaposées. Dans ce cas, la prolifération tuberculeuse a cessé, les tubercules se sont désagrégés, la paroi des bords, purement fibreuse, s'est contractée, épaissie ; ses points opposés se sont juxtaposés et la guérison a été obtenue.

3° L'abcès peut être volumineux, mais la prolifération tuberculeuse cesse : comme dans le cas précédent, les tubercules se désagrègent, tombent dans le liquide ; la paroi est fibreuse, le liquide contenu laisse déposer les particules solides qu'il renferme, on se trouve en présence d'un véritable kyste à contenu séreux, à paroi fibreuse.

Ces kystes ont été étudiés par Nicaise en traitant de l'ostéo-périostite séreuse (*Revue mensuelle de médecine et de chirurgie*, 1879), mais ils sont surtout bien décrits par M. le professeur

Lannelongue et par M. Nélaton dans sa thèse d'agrégation, 1883, p. 40 et suivantes.

Nous avons décrit les abcès du tissu cellulaire en général, mais sont-ils fréquents ?

Dans les 42 observations de M. Lannelongue nous n'en relevons qu'une, l'observation X.

OBS. 1. — *Abcès froid du sein. État aréolaire de la poche. Destruction partielle du muscle grand pectoral.*

Paul Camille V..., 10 ans, entre le 19 mars 1880, salle Nélaton, n° 33.

Cet enfant porte, à la partie antérieure et droite du thorax, un abcès froid qui simule un sein normal. Après l'incision de la poche, on voit un état aréolaire analogue à celui des cavités du cœur ; entre les faisceaux d'attache du grand pectoral, détruits partiellement, un diverticule de la poche admettant le doigt s'insinue et gagne la face profonde du muscle. Il n'a pas été possible, après une recherche minutieuse, de trouver un point de départ osseux à cet abcès froid qui est éloigné des côtes, d'ailleurs. L'examen histologique a révélé dans la paroi l'existence de nombreux follicules ouverts dans la cavité ; on voit près du bord des masses caséeuses et d'un très gros volume. Nous assistons à la période de transformation caséeuse ; en quelques points il existe des tubercules élémentaires n'ayant pas encore subi de transformation.

M. Charvot, dans son mémoire sur la périostite externe (1), cite une observation qui se rapporte aux abcès froids du tissu cellulaire, mais non à la périostite externe, qui n'est, dans ce cas, que consécutive.

OBS. 2. — *Périostite externe suppurée chronique intéressant les sixième septième, dixième, onzième et douzième côtes du côté gauche et l'extrémité postéro-inférieure du radius droit.*

M.., âgé de 25 ans, ancien cultivateur, entré au service en janvier 1875 ; constitution assez bonne, pas d'antécédents strumeux ; pas de maladies avant l'incorporation. Depuis son entrée au service : dysenterie en août 1875 ; pneumonie à la fin de janvier 1876.

La périostite débute en juin 1877, sans cause connue : trois tumeurs du volume d'une noisette apparaissent, l'une à la face dorsale et inférieure du radius droit ; les deux autres sur les faces antérieure et latérale gauches du thorax,

(1) CHARVOT. *Gazette hebdomadaire*, 1879, n° 50, 12 octobre.

vers les onzième et douzième côtes. Le malade ressent en ces points une douleur vive, fixe, spontanée, mais s'exaspérant par la pression. Il continue son service pendant trois mois, les grosseurs diminuent ; mais dans le courant de novembre, la tumeur thoracique correspondant à la douzième côte et placée sur la ligne axillaire prend le volume d'un œuf de poule et le malade entre le 23 dans le service de M. le professeur Gaujot. Le 5 décembre, on ouvre les deux abcès de la poitrine avec la pâte de Vienne. Dans le courant de janvier 1878, la tumeur radiale revient avec de vives douleurs et prend rapidement le volume d'un œuf de poule ; on l'ouvre en son centre avec le caustique de Vienne.

Au moment où l'on prend l'observation (27 mars 1878), l'état général est bon ainsi que l'appétit. Les abcès de la poitrine sont dans l'état suivant : à 2 centim. en dedans du mamelon gauche prend naissance une tumeur qui descend obliquement en dehors jusqu'à la septième côte ; le diamètre transversal est de 6 centim. et le vertical de 9 centim. Ce gonflement, de forme elliptique, du volume d'une mandarine, adhère aux côtes, sur lesquelles on ne peut le déplacer. La peau n'a pas changé d'aspect et se déplace facilement. Les bords de la tumeur sont durs, mais le centre est ramolli et fluctuant. Les côtés sont épaissis tout autour dans une étendue de quelques centimètres ; indolente au repos, la tuméfaction est très douloureuse à la pression. On ouvre l'abcès avec les caustiques en deux points diamétralement opposés (sixième et septième côtes). Toutes ces ulcérations, de couleur violacée, à bords déchiquetés, sont peu profondes et laissent suinter en petite quantité un liquide à peine louche, ressemblant assez à une solution de gomme, et collant au doigt. Autour de ces ulcérations on sent, dans une étendue de 2 ou 3 cent., un notable gonflement des côtes.

A la partie postéro-inférieure de l'avant-bras droit, on voit sur l'extrémité inférieure et dorsale du radius, une ulcération de 1 centim. et demi de diamètre, violacée, à bords anfractueux et adhérents à l'os ; il s'est écoulé en très petite quantité un liquide semblable à celui des abcès thoraciques. Le stylet introduit par cet orifice arrive sur une surface granuleuse qui donne la sensation du velours (en aucun point l'os n'est mis à nu). Le doigt promené autour de l'ulcération perçoit un gonflement dur, qui n'empiète pas sur les faces interosseuses, mais remonte à 5 ou 6 centim. sur la diaphyse radiale. La pression en ces points n'est pas douloureuse. Les mouvements s'exécutent avec facilité. On se borne à appliquer sur ces abcès des cataplasmes émollients. A partir de ce moment, l'affection tend rapidement vers la guérison. Au 20 mai, nous trouvons noté : Les ulcérations marchent vers la cicatrisation ; la première, située sur la sixième côte à 2 centim. en dedans du mamelon, suppure encore, mais peu ; il en est de même de la seconde ; elle ressemble à un gros bourgeon charnu qui, par son centre, laisse sourdre le liquide ambré et visqueux que nous connaissons. La quatrième est également cicatrisée mais plus mobile sur la côte. La cinquième, sur laquelle on a appliqué de la pâte de Vienne le 18 du mois, rouge violacé, oblongue dans le sens de la côte à bords fongueux et décollés, suppure assez abondamment. La sixième, complètement cicatrisée, violacée, est très mobile sur la côte qui présente un gonflement dur. L'ulcération de l'extremité inférieure du radius est en voie de cicatrisation. La partie non cicatrisée forme un petit godet, dans lequel on pourrait à peine loger un pois et qui semble taillé à l'évidoir. Il en sort une très petite quantité de liquide. Les parties cicatrisées adhèrent intimement au radius, qui est gonflé dans une étendue de 6 centim. La mensuration du poignet malade ne donne que 1 centim. en plus. (Cataplasmes.)

Le 30 juin, toutes ces ulcérations sont cicatrisées, et le malade quitte l'hôpital pour aller aux bains de mer.

Cette observation montre que la périostite peut évoluer simultanément sur les os très éloignés les uns des autres comme le radius et les côtes, et même sur la cage thoracique, atteindre successivement ou en même temps une ou plusieurs côtes. Ce que nous remplacerons par ceci : Cette observation prouve, que des abcès développés au voisinage des os peuvent déterminer du côté du périoste des phénomènes de réaction, de défense, qui on été classés par Gaujot et Charvot comme les premiers en date dans l'évolution de la lésion.

M. le Dr Poirier nous a communiqué l'observation suivante :

Obs. 3. — Le nommé Z... présentait au niveau de l'omoplate un vaste abcès froid. M. Poirier s'attendait à trouver une lésion osseuse siégeant, soit sur les côtes, soit sur l'omoplate; malgré une dissection attentive, il fut impossible de trouver une dénudation osseuse. La plaie fut suturée, sans drainage et on obtint une guérison par première intention.

J'ai eu l'occasion d'observer, dans le service de M. Peyrot, deux cas d'abcès froids du tissu cellulaire situés dans le tissu sous-mammaire :

Gommes tuberculeuses multiples du sein droit. Entrée, 10 février 1891. 17 février 1891, extirpation complète des deux gommes.

La malade avait depuis quatre ans une petite tumeur du côté interne du mamelon du sein droit; elle n'en souffrait pas et la tumeur n'augmentait pas de volume.

Il y a trois mois, nouvelle tumeur vers la partie inférieure du sein, depuis un mois rétraction du mamelon, adhérence rapide à la peau vers la partie inférieure du mamelon

La malade a eu un enfant il y a sept ans, pas d'affection du sein à la suite. A son entrée la malade présente dans le sein droit une tumeur de la grosseur du doigt vers la partie interne du mamelon; à la partie inférieure du sein, existe une tumeur irrégulière, un peu plus volumineuse, fluctuante, adhérente à la peau. Ponction exploratrice ne donne rien car l'aiguille se brise dans la plaie.

Injection de cocaïne, ouverture, pus, valeur d'une cuillerée à bouche, curettage de la poche, points de suture.

Opération, 17 mars. — On enlève complètement sans la rompre la gomme située au-dessus et en dedans du mamelon, elle est du volume d'une grosse amande à contour caséeux. Le trajet fistuleux, résultat de l'opération précédente, est excisé largement au bistouri et poursuivi à la curette tranchante jusqu'au niveau de la côte correspondante où il continue sous forme d'un petit cordon caséeux, dû probablement aux lymphatiques infectés.

Sutures aux crins de Florence. Pansement iodoformé.

Le 24. On enlève les sutures, réunion complète.

Le 27. Un peu d'épanchement sanguin sous la cicatrice.

Le 28. Sortie.

5 avril. Complètement guérie.

Obs. 4 (personnelle). Recueillie dans le service de clinique de M. le professeur Lefort. — *Abcès froid du tissu cellulaire sous-cutané.*

Le nommé Maurice C..., entré salle Michon, hôpital de la Pitié, porteur d'un abcès froid à la paroi thoracique. Cet homme avait toujours eu une santé excellente, lorsqu'il y a trois mois il eut une bronchite. A l'auscultation on trouve quelques petits râles sous-crépitants aux deux sommets.

Depuis cette époque, il éprouve une douleur du reste peu vive, au niveau de l'articulation des cartilages costaux avec les septième, huitième et neuvième côtes. Il y a un mois seulement que la tumeur s'est développée. Elle est molle, fluctuante, non douloureuse, la peau présente quelques varices. La septième côte est épaissie et douloureuse.

Opération. — Incision de la poche, évacuation du pus ; grattage à la curette tranchante, excision des parois de la poche.

Un pertuis rempli de fongosités conduit entre les deux muscles intercostaux séparés par des produits tuberculeux qui sont enlevés après qu'on a sectionné le muscle intercostal externe.

Il n'y a pas de côte dénudée.

Suture aux crins de Florence.

Au septième jour les fils sont enlevés ; la réunion est parfaite ; mais la poche ancienne est remplie de sérum qui est évacué. Compression.

Le malade sort complètement guéri au bout de huit jours.

A la date du 26 mars, il n'est pas revenu dans le service, ce qui permet de supposer que la guérison persiste.

Cette observation nous semble intéressante, en ce qu'elle montre un abcès froid du tissu cellulaire en train de se transformer en abcès sous-costal en suivant le trajet lymphatique.

§ 2. — Abcès froids d'origine osseuse.

Nous venons de voir que les abcès froids dans lesquels il est impossible de constater une lésion osseuse, sont rares, que leur siège est variable et que les plus fréquents sont les abcès froids de la région mammaire. Tout autre est la classe des abcès froids dits osseux. Ils ont trois sièges principaux qui correspondent à la sortie des vaisseaux et nerfs intercostaux :

Un siège postérieur au niveau de l'angle des côtes ;

Un siège latéral au niveau d'une ligne perpendiculaire passant par le sommet de l'aisselle ;

Un siège antérieur présternal qui est de beaucoup le plus fréquent.

Au début de l'abcès osseux on trouve la côte douloureuse présentant à sa surface une saillie plus ou moins nette. La peau est blanche indépendante. Si on incise ces épaississements de l'os, comme le fait M. le professeur Lannelongue, sur le tibia, etc., il n'y a pas au début de collection proprement dite ; quelquefois il s'écoule au moment de l'incision du périoste quelques gouttes d'un liquide de couleur jaune sale ou grumeleux. La saillie est constituée par des fongosités vasculaires qui perforent le périoste et on suivant une de ces perforations on tombe sur l'os dénudé.

Si on examine la néoplasie à une période plus avancée, on constate la présence d'un véritable abcès avec sa paroi analogue à celle de l'abcès froid précédemment décrit, et généralement en un point il est facile de découvrir l'os, ulcéré, nécrosé par places. Parfois cependant l'abcès peut être assez volumineux et avec un stylet on a beaucoup de peine à trouver dans le périoste un petit pertuis conduisant sur la lésion osseuse ; quand l'abcès a atteint un certain volume, la peau qui en était d'abord indépendante se laisse envahir, s'ulcère, l'abcès se vide, la période des fistules commence.

Nous avons ici décrit la marche générale des abcès osseux; mais au niveau des parois thoraciques, ils présentent des particularités très intéressantes.

Le stylet introduit par la fistule n'a pu faire souvent découvrir aucune lésion osseuse et le chirurgien, qui ne voit souvent le malade qu'à la période d'abcès, en conclut qu'il n'y a qu'un abcès froid du tissu cellulaire ou une périostite externe. L'opération est décidée après un temps plus ou moins long où on aura essayé des injections variables: naphtol camphré, éther iodoformé. L'on ne trouve pas de points osseux dénudés, mais l'opérateur prévenu remarquera, çà et là, quelquefois dans un ou deux espaces intercostaux des orifices remplis de fongosités qui s'enfoncent dans la paroi thoracique comme des terriers; il y en a deux, trois, quatre, cinq. Une sonde cannelée introduite dans l'un de ces orifices montre souvent la côte dénudée à ce niveau.

Mais ce n'est souvent là qu'une lésion de mince importance; incisons la paroi, guidés par les fongosités et alors nous tomberons souvent dans une poche sous-costale, sous-sternale. Ce sont là de véritables médiastinites tuberculeuses formées par des cavités remplies de fongosités épaisses, contenant d'autres fois une quantité plus ou moins considérable de pus. La paroi interne de cette poche intrathoracique est formée par la plèvre ou le péricarde ou par les deux séreuses suivant le siège. Ces membranes ont leur feuillet dur, épaissi, scléreux, quelquefois infiltré de granulations calcaires.

La paroi externe est formée par l'espace intercostal.

Si nous consultons les observations, combien peu en trouverons-nous ayant commencé à la face externe des côtes; presque dans toutes, on trouve des lésions du squelette soit sur un bord, soit sur la face postérieure; il en est de même pour le périoste. Enlevons la paroi, comme nous l'avons fait dans un cas observé par nous chez M. le professeur Le Fort; ou bien suivons les différents temps de l'opération où des chirurgiens comme MM. Peyrot et Poirier ont suivi pas à pas la lésion et nous verrons qu'à côté de ces abcès superficiels, sorte de colonie tuberculeuse qui a lésé la côte en son bord, point de la paroi où se trouve une légère exfoliation du tissu osseux, il existe alors du côté de la face profonde du thorax de vastes lésions. Nous avons déjà signalé les lésions de la plèvre, mais quant au tissu osseux, nous ne trouvons plus une seule côte de lésée ; il y en a deux, trois, quatre, quelquefois cinq. Le sternum peut être atteint dans une étendue quelquefois si considérable que, pour amener à bonne fin l'opération, des chirurgiens, et entre autres M. Le Fort, ont réséqué le sternum en totalité, sauf une étroite bandelette formant pont entre les deux clavicules; puis l'extrémité interne des troisième, quatrième et cinquième côtes gauches; l'extrémité interne de la quatrième côte droite dans une étendue de 2 à 7 centim. Nous citerons différentes observations qui montrent combien est grande l'étendue des lésions profondes en comparaison des lésions superficielles. L'une des plus intéressantes a été publiée par M. le professeur Le Fort dans les *Bulletin et Mémoire de la Société de chirurgie*, 1885, p. 4243.

Obs. 5. — *Lésion osseuse primitive. Carie nécrotique du sternum. Extirpation de cet os avec quelques cartilages costaux. Reproduction et guérison.* — Dr Rizzoli (*Bulletin de la Société méd. de Bologne*, 1876).

Mme Anna G..., d'une constitution délicate, en 1848, c'est-à-dire vers l'âge de 17 ans, reçut en pleine poitrine un coup de bâton. Il s'ensuivit bientôt une inflammation du sternum et des côtes qui donna lieu à un abcès par congestion qui vint s'ouvrir de lui-même près du mamelon du sein gauche, donnant ainsi passage à une très grande quantité de pus de mauvaise nature. A cette époque, Mme G... fut traitée par l'huile de foie de morue à l'intérieur, et à l'extérieur par la médication ordinaire de ces abcès. Le 3 mai 1851, je la vis pour la première fois, et, après avoir exploré le trajet fistuleux, j'arrivai sur la côte elle-même atteinte de nécrose sur une étendue de 4 centim. L'état dans lequel je trouvai la malade m'amena à lui conseiller le même traitement, c'est-à-dire huile de foie de morue, pansements. Quelque temps après, je reçus de nouveau la même dame qui me montra le séquestre de la côte que j'éliminai en agrandissant la fistule.

La plaie était fermée depuis quelques mois, quand apparut une nouvelle inflammation comprenant le sternum tout entier et s'étendant jusqu'aux cartilages costaux adjacents. Bientôt une tumeur se forme et vient se faire jour par un orifice au niveau de la poignée du sternum, et par un second orifice en bas, tout près du cartilage xiphoïde, d'où s'écoulait une très grande quantité de pus.

L'écoulement s'étant un peu tari, la malade arriva jusqu'au commencement de l'année 1860. Mais, à cette époque, le mal redoubla, le pus devint tellement abondant que la malade ne pouvait rester couchée, obligée qu'elle était de passer les nuits et le jour sur son lit pour pouvoir respirer. Une toux pénible et quinteuse faisait jaillir à chaque instant de ses fistules sternales et costales une grande quantité de pus. Une fièvre avec frissons et exaspération vespérale ne tarda pas à miner ses forces et à la conduire aux portes du tombeau. C'est dans cet état que je fus appelé à la voir et à la guérir. Pour bien établir quels étaient mes moyens d'action devant une pareille situation, il est nécessaire de bien retracer l'état dans lequel je trouvai le sternum et les côtes adjacentes. Ayant introduit un stylet dans un de ces trajets fistuleux, existant au niveau du manche du sternum, je pus pénétrer en plusieurs endroits et arriver jusque sur la substance osseuse même que je sentis raréfiée, friable, et en grande partie nécrosée. A la partie antérieure, le manche du sternum était privé de son périoste, bien plus, une séparation divisait cette partie nécrosée à tel point qu'on pouvait lui imprimer quelques mouvements. J'introduisis alors de la même façon mon stylet dans l'ouverture inférieure au voisinage de l'appendice xiphoïde afin de m'assurer dans quel état se trouvait cette extrémité; je trouvai également un os raréfié, friable, rugueux et en plusieurs points privé de périoste. Et comme l'os ne pouvait être tout entier remué avec la sonde, il était raisonnable de penser qu'il n'était pas complètement isolé de son périoste et que la carie nécrotique dont il était affecté n'avait pas atteint une telle extension qu'une mort imminente fût à craindre. Ceci établi, il me parut convenable de tenter la guérison de cette terrible affection par la résection du sternum et des cartilages costaux malades.

Pour mettre à découvert les parties du sternum que je désirais réséquer, j'introduisis une sonde cannelée par un des orifices occupant la peau de la partie supérieure, un peu sur la gauche de la poignée du sternum, et, rasant la face antérieure de cet os, je la fis ressortir par l'orifice qui se trouvait au niveau de l'appendice xiphoïde un peu à sa droite. Prenant alors un bistouri, je réunis par une incision longitudinale de 7 centim. de long environ, et dirigée de gauche à droite, les deux ouvertures.

De l'extrémité de l'incision inférieure, je divisai également la peau ou le cartilage de la septième côte à droite et à gauche. Ces deux dernières incisions avaient chacune une longueur de 6 centim. Mon procédé opératoire affectait donc un T renversé dont les côtés inférieurs étaient incurvés et à convexité inférieure.

Commençant l'incision longitudinale, je détachai le périoste avec le racleur, de façon à l'isoler presque entièrement de tout le corps du sternum. De cette façon, je découvris non seulement le sternum, mais encore les cartilages costaux et tout ce qui était atteint de carie nécrotique jusqu'à l'apophyse xiphoïde. Au niveau du point où la poignée du sternum s'articule avec le reste du corps, l'adhérence des os se trouvant rompue et le périoste ayant été auparavant détaché avec une spatule introduite dans le sillon qui séparait les deux extrémités, j'essayai de l'enlever en le soulevant, mais je vis qu'il me fallait aussi détacher la clavicule, la partie sternale du muscle cléido-mastoïdien, les muscles sterno-hyoïdiens et sterno-thyroïdiens et le périoste postérieur. Je pus également détacher la première côte et la deuxième dont le cartilage est à cheval sur la poignée et le corps du sternum. J'agrandis alors avec précaution l'incision supérieure de façon à pouvoir saisir en toute sécurité et à extraire la poignée nécrosée. Une spatule introduite par la brèche qui séparait la poignée du sternum, et glissée au-dessous, me permit de suivre sa face postérieure de façon à l'isoler de ses attaches et du périoste.

Ceci fait, avec précaution, je pus, à petits coups de ciseau, le dégager et le libérer tout entier des attaches claviculaires sterno-mastoïdiennes, sterno-thyroïdiennes. Par ce procédé, je pus extraire en entier la poignée et me procurer ainsi non seulement du jour et des facilités pour agir sur le reste du corps, mais encore examiner l'état du cinquième cartilage costal. Les incisions perpendiculaires à l'incision longitudinale me permirent d'isoler facilement et de réséquer à une distance de 3 centim. du sternum les cartilages costaux que j'enlevais à droite et à gauche avec l'ostéotome; il me fut alors facile de saisir le corps du sternum, de le détacher, de le retourner avec le doigt et de le séparer du périoste à petits coups de bistouri, périoste qui était adhérent à l'os. Alors, avec l'ostéotome, je rasai transversalement le sternum au-dessus de l'appendice xiphoïde que je trouvai sain : enlevant ainsi l'os presque tout entier avec quelques cartilages costaux.

Cette section presque entière du sternum, à l'exception de l'appendice, me permit de voir les battements du cœur, et, comme il s'écoulait un peu de sang de la partie supérieure, je fis une hémostase facile qui me permit d'affronter les lambeaux et d'instituer le pansement ordinaire des plaies. Je ne pus obtenir la réunion par première intention; mais, quelques jours après, en soulevant les lambeaux, on pouvait voir des granulations qui tendaient à combler la cavité suppurante.

Bientôt après, on pouvait voir quelques traînées osseuses se produire dans le périoste, remplir la cavité tout entière, reproduisant ainsi un nouveau sternum au niveau de l'os ancien et un cartilage à l'endroit où étaient autrefois les cartilages réséqués. C'est ainsi que s'est faite cette remarquable production. La cicatrisation s'est accomplie avec tant de force que l'apophyse xiphoïde a été recourbée et attirée en avant au point qu'on en pouvait sentir la pointe sous la peau. Le nouveau sternum présente, à l'heure qu'il est, quelques particularités. A l'endroit correspondant à la poignée du sternum où le périoste était entièrement détaché, l'os s'est reproduit en entier. Sa partie supérieure, à la vérité, est un peu inclinée de gauche à droite, et, à sa droite, la clavicule, dans une étendue de 1 centim., est un peu plus large que la clavicule correspondante qui est à son niveau ordinaire.

Mais à gauche l'étendue articulaire de cette clavicule est luxée et porte légèrement en avant, réunie seulement au sternum par sa partie postérieure tandis qu'à droite elle s'articule sur une étendue égale à la moitié de son épaisseur. Le corps de l'os du sternum est un peu moins épais qu'à l'ordinaire, bien que partout il soit osseux.

La cicatrice longitudinale est un peu oblique de gauche à droite, ce qui s'explique par l'incision qui affectait cette forme ; les cicatrices latérales inférieures viennent se réunir à la première, formant ainsi un arc de cercle à concavité supérieure et adhérente aux cartilages costaux reproduits.

Le nouveau sternum moins l'appendice xiphoïde mesure 8 centim. et demi ; 5 appartiennent au manche, 3 et demi au corps. La poignée mesure à sa base 5 centim. dans la direction transversale, et le corps du sternum, 3 centim. de largeur. Il n'est pas possible de retrouver le point de séparation qui existe normalement entre la poignée ; et le corps du sternum régénéré paraît être en somme plus court de 1 centim. que l'ancien.

Obs. 6. — *Résection des deux tiers inférieurs du sternum, sans ouverture de la plèvre. Malade aliéné arrache les pièces du pansement. Mort.* — Le Fort (*Bulletin et mémoire de la Société de chirurgie*, 1885, p. 42, 43).

Le 22 avril dernier, je reçus dans mon service, à l'hôpital Necker, un homme de 54 ans. Il était, depuis 1872, atteint de bronchite chronique, lorsqu'en 1889 il éprouva assez brusquement une vive douleur dans l'articulation sterno-claviculaire droite ; tout mouvement du bras correspondant était devenu impossible, et la douleur était telle que le malade fut obligé de garder le lit. Il se fit transporter à l'hôpital Rothschild où il séjourna 3 mois. Il n'en était sorti que depuis 3 jours lorsqu'il constata un gonflement notable au niveau de l'articulation sterno-claviculaire droite. Un abcès se forma, s'ouvrit au bout de 15 jours et le malade rentra de nouveau à l'hôpital Rothschild où l'on fit, dans cet abcès, des injections phéniquées.

Lorsqu'il sortit de cet établissement, après 5 mois de séjour, l'abcès suppurait encore ; mais il se ferma après 2 ans, et, depuis 1881, il est resté guéri. Mais cet abcès n'était pas le seul. Sept à huit mois après sa seconde sortie de l'hôpital, il apparut un second abcès à la partie interne du deuxième espace intercostal ; nouvelle entrée à l'hôpital ; incision, drainage de l'abcès qui, cette fois, ne se ferma pas et qui existait encore en 1885, lorsque le malade entra à Necker. En 1882, troisième abcès interne du troisième espace intercostal gauche, plus tard quatrième abcès près de l'extrémité inférieure du sternum.

En résumé, depuis 1881, le malade porte des abcès sur le côté et au-devant du sternum ; il a presque toujours séjourné à l'hôpital Rotshchild, sauf en 1884 où il est resté à la Charité dans le service de M. Desprès. Cet homme est très amaigri, émacié ; il paraît très découragé. La forme du thorax est absolument normale. Mais à la face antérieure de la poitrine on trouve l'orifice de nombreux abcès. Au-dessus de l'articulation sterno-claviculaire droite, on voit la cicatrice du premier abcès de 1879. Au-dessus un orifice de la largeur d'une pièce de cinquante centimes existant au niveau du second espace intercostal contre le sternum; plus bas, dans le troisième espace, un orifice un peu plus petit à la partie inférieure du sternum, vers la ligne médiane, deux plaies irrégulières à bords déchiquetés ne paraissant intéresser que la peau, décollées dans une certaine étendue; enfin, à gauche, contre le sternum, au niveau du premier espace intercostal, une plaie irrégulière à bords épais et fongueux qui est l'orifice d'une fistule.

Plus bas, une seconde fistule au niveau du second espace intercostal. Les bords de ces plaies sont épais, bleuâtres et de mauvais aspect. Toutes laissent un peu suinter un pus jaunâtre, épais, mal lié, mais sans grumeaux.

A chaque inspiration, le pus flue et reflue jusqu'au niveau des orifices; mais si le malade tourne ou fait un effort, une assez grande quantité de pus s'échappe de ces fistules, surtout de celle qui est au niveau du second espace intercostal, en faisant entendre une sorte de gargouillement; il est évident que ces fistules aboutissent à une collection purulente assez vaste; en effet, on peut y injecter environ 30 gr. de liquide. Je songe de suite à un abcès rétro-sternal, mais je cherche à m'assurer qu'il ne s'agit pas d'une pleurésie purulente enkystée. La percussion et l'auscultation montrent qu'il n'y a pas d'épanchement dans la plèvre, mais aussi qu'il n'y a aucun signe de tuberculose pulmonaire.

L'examen avec le stylet prouve que le sternum est à nu; au niveau des fistules, en courbant fortement le stylet, on peut l'introduire derrière le sternum et constater ainsi la dénudation de la face postérieure de cet os sur une assez large étendue. Le stylet ne pénètre pas du côté des plèvres. Le malade se refuse à manger et ne prend que difficilement un peu de bouillon. Son état de faiblesse augmentant peu à peu, il était évident que, sans une intervention active, la mort ne pouvait tarder. Cette intervention ne pouvait être que la résection du sternum dans sa presque totalité. L'opération est proposée au malade qui l'accepte tout de suite avec un empressement peu ordinaire en pareille circonstance.

Le 30 avril. Après avoir endormi le malade, je fis une incision transversale de la peau allant de la fistule du second espace à droite à la fistule du second espace à gauche, puis une incision verticale médiane allant jusqu'à la partie inférieure du corps du sternum, et en bas une seconde incision transversale occupant toute la largeur du sternum. Je décollai avec la spatule tranchante les deux lambeaux latéraux du quadrilatère comprenant la peau et le périoste, mettant à nu la face antérieure du sternum. Les fistules n'étaient pas assez larges pour me permettre d'y introduire une des branches d'une cisaille de Liston.

Je coupai alors avec la pointe des cisailles, grattant la surface de l'os, les deux tiers environ de l'épaisseur du sternum au niveau de la partie supérieure, puis engageant un ciseau dans la fente ainsi produite et faisant une pesée, je fis éclater l'os dans toute sa longueur. Cela fait, je sectionnai de chaque côté les deuxième et troisième cartilages costaux contre le sternum; ce qui me permit de soulever cet os, de passer le doigt en arrière, de m'assurer du décollement du périoste, de le compléter au besoin et de protéger le médiastin et le péricarde; je sectionnai successivement les deuxième, troisième, quatrième, cinquième, sixième cartilages costaux de chaque côté, et pus en soulevant l'os, plonger le regard en arrière de lui. Je constatai, par la vue et par le toucher, que le périoste était tout à fait adhérent au niveau de la base de l'appendice xiphoïde. Je sectionnai l'os à ce niveau avec la cisaille de Liston.

Examinant alors la partie supérieure, je vis qu'il restait encore une partie du sternum dont le périoste postérieur était détaché; je le réséquai avec la tricoise, et je vis avec plaisir que la partie intermédiaire aux deux clavicules était comme je l'espérais tout à fait saine.

La plaie produite par l'opération forme un parallélipipède régulier partant du premier espace et se terminant au cinquième. Les bords sont formés par les cartilages costaux et les muscles intercostaux. Le fond est constitué par une membrane épaisse, non tomenteuse qui recouvre sans interruption tous les organes du médiastin, et qui, à sa partie inférieure, est régulièrement soulevée par les battements du cœur.

Le fragment osseux enlevé mesure 10 centim. de longueur; sa face antérieure est saine, sa face profonde est cariée dans toute son étendue et à une certaine profondeur. Le pansement consiste en compresses de tarlatane trempées dans une solution de sublimé à 40 centigr. par litre. Lorsque le malade eut été réveillé depuis quelque temps et reporté dans la salle, j'allai le voir et constatai qu'il respirait bien. Comme je le félicitais de s'être soumis à une opération qui s'était passée sans accident et promettait une guérison si longtemps attendue, il me manifesta son étonnement, car ayant été reporté dans son lit encore endormi, il ne se doutait pas que l'opération eût été faite et, lorsqu'il en eut la certitude, il se contenta de me dire ces mots auxquels je n'attachai pas d'importance : « Je n'ai pas de chance. »

Le lendemain 1er mai, sauf la persistance de l'état de faiblesse, la situation est bonne : le pouls a 100, à peu près comme avant l'opération, la température a 38°, mais j'apprends avec un étonnement facile à comprendre que, pendant la nuit, le malade a deux fois enlevé son bandage, qu'il a cherché avec sa cuiller à défaut de sa fourchette, puis avec ses ongles, à s'ouvrir le médiastin; qu'il n'a accepté l'opération qu'avec l'espoir de ne pas sortir vivant de l'amphithéâtre, et que, dans cet espoir ou cette conviction, il avait écrit la veille à quelques amis de venir le lendemain de l'opération réclamer son corps. L'opération avait été pour lui un mode heureusement assez rare de suicide. Il continuait également à refuser toute nourriture. Je lui fis les observations qu'on fait en pareille circonstance, et, comme il ne paraissait guère touché de mes discours, je prescrivis, après la visite, de lui donner des lavements de peptone dont il ne pouvait soupçonner l'effet. La plaie a un assez bon aspect malgré ce qui s'est passé la veille; elle laisse suinter un liquide épais, rougeâtre. Le côté droit du thorax a conservé son aspect normal et suit, mais avec peu d'amplitude, les mouvements de la respiration. Le côté gauche de la poitrine s'est affaissé, le bord de la plaie est à 2 centim. 5 au-dessous du bord correspondant du côté droit. Les côtes suivent les mouvements respiratoires avec plus d'amplitude qu'à droite, car elles atteignent dans l'inspiration le niveau du côté droit. Les deux dernières sont soulevées par les contractions cardiaques et suivant les mouvements du cœur.

Le pansement est renouvelé, mais avec la précaution de faire de nombreux tours de bande entre-croisés; cependant, comme le personnel des infirmiers est insuffisant pour établir une surveillance continuelle, il parvient encore dans la journée à défaire son pansement; il continue à refuser toute nourriture. Le soir, la langue est sèche et il y a de l'agitation.

2 mai. Le malade, laissé un instant sans surveillance malgré mes recommandations, est encore parvenu à déchirer son pansement et, pendant presque toute la nuit, la plaie est restée à nu. Il y a peu de suppuration, la langue est sèche et la voix s'est affaiblie.

Je traite le malade comme aliéné, je place dans la plaie une compresse imbibée d'une solution au sublimé, puis je moule une large plaque de gutta-percha sur toute la partie antérieure du thorax, je la maintiens avec des bandes que j'imbibe de silicate de potasse et, pour plus de sûreté, je fais attacher les mains du malade. Il refuse encore toute nourriture. Alors j'introduis par les fosses nasales une sonde œsophagienne au moyen de laquelle j'injecte dans l'estomac 4 jaunes d'œufs, un demi-litre de lait, 60 gr. de rhum. Une demi-heure après, le malade s'assoupit.

Malheureusement, l'alimentation forcée était employée trop tard. Je n'avais appris que la veille les motifs d'abstinence que j'avais crue partielle et due au manque d'appétit, tandis qu'elle était absolue et volontaire. Malgré le bon résultat momentané de l'ingestion forcée des aliments, le malade s'éteignit sans agonie, à 3 heures de l'après-midi.

L'autopsie permit de voir qu'une barrière très résistante, formée par le périoste et la lame fibreuse, protégeait efficacement le médiastin. Les poumons étaient un peu congestionnés à leur base, mais sains dans tout le reste de leur étendue.

Aucune inflammation du côté du péricarde. Toutefois, nous trouvâmes à gauche une lésion qu'on n'avait pas soupçonnée et qui aurait exigé une résection plus étendue ou complémentaire.

Vers l'angle supérieur de la plaie, à gauche, existait un tout petit orifice aboutissant dans une poche formée par la face postérieure des deux côtes, à leur extrémité antérieure et la face externe de la plèvre, décollée et refoulée à ce niveau avec le périoste costal. La face postérieure des côtes, en rapport avec le foyer purulent, était avariée et aurait demandé à être réséquée.

Ainsi nous voyons la lésion tuberculeuse débuter chez cet homme par l'articulation sterno-claviculaire, s'étendre de proche en proche, toujours cependant en se tenant près du sternum, et déterminer des dégâts considérables dans tout le plastron antérieur du thorax. Comment se fait-il que la nécrose du tissu osseux se soit ainsi limitée aux environs du sternum, qu'en aucun point elle n'ait pas gagné la partie moyenne des côtes. Quand nous exposerons la part qui revient à la lymphangite tuberculeuse, nous reviendrons sur une observation prise par nous dans le service de M. le professeur Le Fort, pour montrer la grande part qui revient aux lymphatiques dans la production des lésions osseuses.

§ 3. — Abcès froids d'origine primitivement pleurale.

Menière, quoi qu'en dise Leplat, n'a jamais attribué les abcès froids des parois thoraciques à une carie costale ou sternale. C'est à la suite de violents accès de toux, déterminés par une phlegmasie de la plèvre ou du poumon que se produisaient, selon lui, les abcès froids. Pour lui, l'altération des côtes ou de leur cartilage n'est que consécutive et dépend du travail inflammatoire qui s'établit dans le kyste ainsi que dans les parties voisines. Quant à savoir pourquoi ces abcès s'ouvrent plus souvent en avant qu'en arrière, il avoue n'en rien savoir. Nous croyons donc que Menière ne diffère de Leplat que parce qu'il attribue la formation de l'abcès à une lésion mécanique, tandis que le chirurgien militaire prouve qu'il est le fait de la propagation du travail inflammatoire. C'est aussi notre opinion, mais Leplat ne s'est pas inquiété de savoir pourquoi l'abcès était surtout situé en avant, en arrière et latéralement et comment se propageait la lésion tuberculeuse.

Dans la suite, nous essaierons de montrer que beaucoup d'abcès thoraciques sont dus à des lésions pleurales en nous appuyant sur des preuves cliniques, sur des preuves tirées de la pathologie générale, et enfin sur des preuves anatomiques.

Preuves cliniques. — Quand on relit toutes les observations que j'ai pu rassembler, il est un fait qui frappe par sa répétition :

c'est que l'abcès superficiel est peu de chose en comparaison de l'abcès sous-costal. Que trouve-t-on souvent, en effet, une érosion d'une côte à l'un de ses bords, tandis que sur la face interne de la paroi, ce n'est pas une lésion légère portant sur une seule côte, mais trois, quatre, cinq côtes, le sternum qui sont touchés et détruits par la tuberculose. D'autres fois on voit deux ou trois abcès siégeant sur le deuxième, troisième, quatrième espace intercostal, et qui ne sont que des végétations poussées à travers la paroi thoracique et venues de la lésion profonde. Or, si l'on veut bien se rappeler que la face externe des côtes est de beaucoup plus exposée au traumatisme que la face interne, que fréquemment cette face externe est contusionnée, quelquefois même blessée par un instrument tranchant, on s'explique mal, que ce soit toujours ou presque toujours sur la face interne que se trouvent les lésions. Aussi Menière avait-il invoqué les tiraillements exercés sur les côtes par les accès de toux. De plus, il est difficile de dire quelle est la côte qui a été primitivement malade, car la tuberculose n'a certainement pas, au moins dans la majorité des cas, envahi trois, quatre, cinq côtes à la fois ; or le plus souvent nous ne trouvons que des lésions légères, superficielles, ordinairement peu profondes, exactement semblables à celles qui existent dans les os autour desquels ont évolué des abcès tuberculeux.

Un autre point intéressant est le suivant : les lésions siègent non seulement à la face interne, mais elles siègent aussi en trois points très précis là où se trouvent les branches perforantes des vaisseaux mammaires et intercostaux, c'est-à-dire près du sternum, latéralement vers la ligne axillaire et près de la partie postérieure au niveau de l'angle des côtes. On peut répondre, il est vrai, que l'articulation chondro-costale ou sternale a été le siège primitif de la lésion. Mais le plus souvent il n'y a pas de lésion articulaire, voire même chez le vieillard ou même chez l'adulte ; entre 40 ou 50 ans, ces articulations n'existent plus. On peut dire encore que les lésions tuberculeuses sont plus fréquentes au niveau des épiphyses parce que c'est par elles que se développent les os et qu'elles sont la partie la plus vasculaire. Cependant consultons le tableau que j'ai dressé, nous voyons que la plus grande partie de nos sujets étaient d'un âge avancé, souvent plus près de la vieillesse que de l'âge adulte.

Ainsi donc les deux raisons qu'on pourrait invoquer pour justifier le siège de la tuberculose costale sont dépourvues de valeur, et cependant depuis Menière l'on n'a pas cherché à s'expliquer la fréquence considérable de l'abcès froid sous-costal.

Si nous revoyons les observations de Leplat il est certain que la plupart montrent que la côte est intacte ; Menière, que j'ai relu, cite aussi des observations de ce genre. De plus, si l'on recherche dans les antécédents du malade, on trouve souvent qu'il y a plus ou moins longtemps il a eu ou il a encore une pleurésie. Quelquefois, même, la côte n'est pas érodée, le périoste s'est défendu et l'a protégée, elle est seulement un peu épaissie. Je citerai ici une observation de Menière, importante, parce qu'elle repose sur une autopsie.

« En me disposant à ouvrir le cadavre d'un phtisique j'observai une tumeur oblongue, du volume d'un gros œuf, située au-dessous du bord du grand pectoral, vers le milieu de la longueur de la sixième côte. La peau était saine; seulement elle offrait quelques cicatrices de piqûres de sangsues déjà blanches et par conséquent anciennes. Le malade n'était pas resté plus de deux jours dans la salle Saint-Landry et il n'avait rien dit concernant cette tumeur. Elle était fluctuante et fixée solidement à la côte. La peau étant enlevée, j'observai un kyste celluleux à parois épaisses de plus de deux lignes; il était revêtu en dedans d'une pseudo-membrane d'apparence muqueuse. Le pus était très liquide, presque transparent, et composé d'une très grande quantité de sérum au milieu duquel nageaient des flocons d'un blanc jaunâtre. C'était ce qu'on connait sous le nom de pus scrofuleux. Le périoste de la côte était épaissi et confondu avec la portion du kyste qui l'avoisinait. La côte elle-même avait évidemment augmenté de volume, son cartilage était plus ossifié que les autres. Les lobes supérieurs du poumon étaient largement excavés par des masses tuberculeuses ramollies. » (Menière, p. 382.)

C'est un de ces cas que Gaujot n'aurait pas manqué de citer et de ranger parmi les périostites externes. Nous verrons qu'ils sont passibles d'une autre interprétation.

Il cite plus loin, page 390, une autre observation qui pour ne pas être tout à fait dans notre sujet, n'en est pas moins intéressante.

Il s'agit d'une femme de 34 ans, qui, prise de pneumonie aiguë avec pleurésie, vit se produire, au-devant du thorax, à droite, entre les cartilages des troisième et quatrième côtes, un empâtement circonscrit de la largeur d'une pièce de 5 fr. et très douloureuse au toucher. Au vingt-cinquième jour de la maladie, en appliquant la main sur les tumeurs (il s'en était dans l'intervalle développé une autre entre la cinquième et sixième côte) on percevait un bruit très fort, un gargouillement considérable indiquant le passage facile de l'intérieur du thorax sous la peau de cette région.

L'autopsie faite avec soin montra la présence de deux collections entre la plèvre costale et la paroi, mais la séreuse, bien que couverte de fausses membranes à son intérieur, n'était pas perforée.

Nous voyons donc qu'il s'était formé à ce niveau une péripleurite indépendante de toute lésion costale, ne communiquant pas avec la plèvre et qui s'était ouverte au niveau de la paroi antérieure du thorax.

Une pleurésie purulente est ouverte à l'extérieur au niveau de la sixième ou huitième côte par exemple; il persiste un trajet fistuleux livrant passage au pus, et bien souvent l'on voit au-dessus, vers le deuxième ou troisième espace intercostal, se développer près du sternum une tumeur d'abord dure qui devient ensuite fluctuante, en un mot se forme un véritable abcès froid. Le mécanisme de l'ouverture de la pleurésie purulente à l'extérieur, d'après les auteurs classiques, est le suivant :

L'exsudat purulent exerce sur les tissus une action destructive qui devient manifeste surtout lorsque la pleurésie purulente est chronique. Le liquide peut ulcérer les parois de la poche pseudo-membraneuse qui le contient, perforer la plèvre et se faire jour au dehors en perforant la paroi thoracique. Ce mécanisme de la perforation des différents tissus qui constituent le thorax est inadmissible : ce n'est pas en distendant les parois, ce n'est pas par action mécanique que se produit la fistule, c'est en vertu d'un autre processus. La fistule n'occupe pas toujours le point le plus déclive ; et, de plus, elle occupe, comme l'abcès froid ordinaire, des sièges fixes qui sont, par ordre de fréquence, la région présternale, les parties latérales, la partie postérieure du tronc. C'est par l'envahissement successif des tissus par les tubercules que progresse la lésion tuberculeuse, véritable abcès froid et que se fait la fistule ; de même, dans la pleurésie à streptocoque, les tissus sont envahis par les microbes bien avant que la fistule de voisinage ne se produise. En un mot, il n'y a pas ulcération des parois par pression, il y a destruction des tissus envahis par les parasites. Mais ceux-ci peuvent aller plus loin, portés par les vaisseaux lymphatiques, sanguins et déterminer des suppurations éloignées, comme, par exemple, une ulcération légère d'un doigt peut amener une adénite suppurée de l'aisselle.

Voici la proposition que je formulerai :

Beaucoup d'abcès froids des parois thoraciques sont consécutifs à des lésions tuberculeuses des plèvres ou des poumons. Nous résumerons ici les différents travaux sur lesquels nous nous appuyerons pour en démontrer l'exactitude.

Preuves tirées de la pathologie générale. — Andral a, le premier, observé, autour des lésions tuberculeuses, la présence de granulations s'étendant à une distance plus ou moins considérable de celles-ci, quelquefois jusqu'au ganglion lymphatique le plus proche.

Carswell, Förster, Klebs, MM. Hérard et Cornil ont vu et mentionné les mêmes lésions des chylifères. M. Colin a suivi sur les animaux inoculés la propagation du tubercule par les lymphatiques à partir du lieu d'inoculation.

Lépine apporte dans les *Archives de physiologie*, 1870, quelques faits nouveaux d'infection de voisinage. Il a vu une lymphangite tuberculeuse des lymphatiques superficiels du poumon, représentée par une série de granulations partant d'un foyer tuberculeux, elle aboutissait à un ganglion bronchique volumineux et atteint de dégénération caséeuse.

Le ganglion, dit encore Lépine, est affecté le premier et souvent même les lymphatiques qui y aboutissent ne présentent aucune lésion appréciable.

Cruveilhier déjà (*Anat. pathol.*, t. IV, p. 636) écrit : La tuberculisation ganglionnaire souvent consécutive et comme subordonnée à la tuberculisation des organes avec lesquels les ganglions sont en rapport de circulation lymphatique, en est quelquefois indépendante. Cependant, il est infiniment probable qu'il y a constamment un point de départ dans l'organe correspondant aux ganglions altérés.

Barety indique qu'habituellement le ganglion reflète fidèlement les modifications morbides et accidentelles de l'organe dont il dérive.

Parrot, en 1875 (*Société de biologie*), établit d'une façon formelle la relation qui existe, et qu'il a toujours observée, entre la dégénérescence tuberculeuse des ganglions bronchiques et celle du poumon et de la plèvre considérée comme point de départ.

M. Hervouet (Th. Paris, 1877, *Des adénopathies similaires*), revient sur ce sujet.

M. le professeur Charcot (*Rev. mensuelle de médecine et chirurgie*, 1879), p. 915, admet :

1° Une infection locale ou directe ;

2° Une infection à une distance plus ou moins grande par les vaisseaux lymphatiques ;

3° Une infection généralisée de tout l'organisme.

Infection par simple contact. — « Quand on examine la plèvre qui enveloppe le poumon tuberculeux, on verra que les tubercules s'y sont propagés. La plèvre viscérale est parsemée de granulations grises, qui n'ont d'ailleurs suscité aucun travail réactionnel de voisinage ; on ne constate à leur niveau ni fausses membranes, ni adhérences avec le parenchyme sous-jacent. Mais, si l'on examine la plèvre pariétale dans la partie qui est immédiatement sur les granulations du feuillet opposé, on y trouve des groupes en colonne de granulations superficielles. Leur développement résulte évidemment du contact avec le foyer primitif ; il n'y a pas de traces de tuberculose sur le feuillet pariétal en dehors des places qui correspondent aux tubercules du feuillet viscéral. »

Plus loin, M. le professeur Charcot insiste sur l'infection et la propagation par la voie lymphatique.

MM. Cornil et Babès, dans une note sur les bacilles de la tuberculose, publiée dans le *Journal de l'anatomie*, p. 463, étudient la structure d'une pleurésie chronique de nature tuberculeuse. Dans la figure 4 de la planche XXII, la plèvre pariétale épaissie était unie à la plèvre viscérale par des membranes denses, scléreuses; les espaces compris entre ces deux adhérences étaient remplis par du pus ancien caséeux ; à la surface du poumon, sous la plèvre, on voit des granulations tuberculeuses entourées de pigment noir. Dans le tissu fibreux qui remplaçait la plèvre viscérale, il y avait des fentes lymphatiques remplies de cellules rondes. En un point, on voit un canal lymphatique qui s'ouvre en un espace situé entre les fausses membranes. Une grande quantité de bacilles existent à l'ouverture de ce canal. Une fente lymphatique, située entre les faisceaux de la pseudomembrane, est tapissée de bacilles et de cellules granuleuses.

M. Hanot (Thèse d'agrégation, 1883), sur les rapports de l'inflammation avec la tuberculose, insiste sur l'importance, dans l'histoire anatomique du tubercule, du rapport intime qu'il affecte avec les conduits, suivant dans les tissus et dans les parenchymes l'irrigation sanguine ou lymphatique.

Pour terminer ce long exposé, nous citerons le mémoire de Lejars, publié (*Études expérimentales et cliniques sur la tuber-*

culose, t. III) ainsi que la thèse de Goupil, où ces auteurs montrent l'importance des lymphatiques dans la diffusion de la tuberculose. Ils font en même temps l'histoire de la lymphangite tuberculeuse et réunissent de nombreuses observations tout en laissant de côté les lésions viscérales.

Comment donc se produit l'abcès froid des parois thoraciques? C'est en s'appuyant sur ces données historiques que nous répondrons. Nombre d'abcès froids, dits osseux, sont primitivement soit des lymphangites, soit des adénites tuberculeuses. Ils peuvent être encore la conséquence d'une infection par contiguïté ou continuité.

Dans un deuxième chapitre, nous allons étudier l'état de la plèvre dans la pleurésie tuberculeuse; puis dans l'abcès froid.

Preuves anatomo-pathologiques. De la plèvre dans la pleurésie tuberculeuse. — La présence des bacilles de Koch dans la plèvre détermine différentes formes de la pleurésie. Elle peut être fibrineuse, purulente ou encore caractérisée surtout par des adhérences.

Sans vouloir entrer ici dans une discussion pour savoir si toutes ou presque toutes les pleurésies séro-fibrineuses même les plus légitimes en apparence, sont d'origines tuberculeuses comme le veulent MM. Germain Sée, Bernutz, Leudet, Landouzy, Kelsch et Vaillard, nous dirons cependant que cette opinion tend à prédominer malgré l'avis contraire de Blachez, Dreyfus, Brissac, Vidal, etc., qui pensent que c'est seulement le petit nombre des pleurétiques qui deviennent tuberculeux.

Le mémoire de Kelsch et Vaillard publié dans les *Archives de physiologie*, 1886, a un grand intérêt pour nous. Ils décrivent d'une façon complète les différentes lésions qui atteignent la plèvre dans la tuberculose, ils montrent que la lésion peut être primitivement pleurale alors même qu'il n'existe pas de tubercules dans le poumon.

Depuis, d'autres statistiques se sont faites. Ainsi, Ricochon

(*Études sur la tuberculose*, 1887) a soigné en treize ans vingt et un pleurétiques qui tous sont devenus tuberculeux.

Bowdich, sans indiquer une fréquence aussi grande de la tuberculose après la pleurésie, fournit encore des chiffres très élevés. Nous empruntons au traité de médecine la statistique de cet auteur qui a recherché, en 1889, ce que sont devenues les personnes traitées par son père pour une pleurésie, de 1849 à 1879.

Dans la première période décennale, Bowdich père a soigné 30 malades :

11 sont encore en vie, tous bien portant, sauf 1 qui tousse ;

2 ont donné peu de renseignements, l'un a été traité pour une tuberculose locale, 14 ans après la pleurésie ;

12 sont morts de manifestations tuberculeuses ;

5 de lésions non tuberculeuses.

Dans la seconde période décennale, il y a eu 19 pleurétiques :

7 vivent très bien portants ;

9 sont morts tuberculeux ;

3 sont morts d'une autre affection.

Dans la dernière période, il y a eu 41 malades :

24 sont vivants et ne paraissent pas tuberculeux ;

1 vit et est manifestement tuberculeux ;

9 sont morts tuberculeux ;

6 ont succombé à d'autres maladies.

M. le professeur agrégé Netter, dans le *Traité de médecine*, montre aussi que la tuberculose est le plus souvent en jeu dans la pleurésie séro-fibrineuse.

A l'autopsie d'un individu mort de pleurésie séreuse on trouve deux choses : l'inflammation de la plèvre et la production d'un liquide dans lequel nagent des fausses membranes. Il n'entre pas dans notre cadre de décrire les fausses membranes et d'étudier la nature du liquide. Nous nous attacherons à donner un résumé des lésions de la plèvre elle-même.

Quand le liquide et les fausses membranes ont été évacués

apparaît la cavité pleurale qui a perdu sa transparence et son poli normal. Elle est rouge, ecchymosée par places et présente des néo membranes. Quand la pleurésie a duré un certain temps, la plèvre est épaissie et présente une épaisseur qui peut atteindre de 1 à 2 centimètres.

MM. Kelsch et Vaillart nous fournissent une série d'observations où ces lésions de la plèvre, dans la tuberculose, sont magistralement décrites; nous citerons plusieurs d'entre elles en montrant l'importance qu'elles présentent dans l'évolution des abcès froids des parois thoraciques.

Obs. 7. — *Pleurésie droite. Mort subite.* — Kelsch et Vaillard, *loc. cit.*

Il s'agit d'un cuirassier de 23 ans, très vigoureux, qui souffrait depuis 1884 d'une vague douleur dans le côté droit et qui, le 5 février 1885, ressentit une recrudescence dans le point de côté et un léger mouvement de fièvre. On reconnaît un épanchement pleurétique. Le malade mourut subitement le 6.

Autopsie. — Après l'ablation du plastron costo-sternal, on constate sous la cavité pleurale droite l'existence d'un épanchement séreux, citrin, de 1,500 gr. environ. Sur la coupe des attaches du muscle phrénique à la paroi costo-abdominale, la plèvre diaphramatique droite paraît épaissie, œdémateuse, infiltrée de fines granulations tuberculeuses. La portion de la paroi costale enlevée avec le sternum est recouverte de dépôts membraneux très vasculaires et parsemée de nodules miliaires gris et transparents.

Le poumon droit est refoulé contre la colonne vertébrale, des exsudats fibrineux mous s'étendent entre les deux feuillets de la plèvre et cloisonnent incomplètement la cavité.

L'épaisseur du feuillet pariétal, en moyenne de 5 millim. à 1 centim., est d'autant plus grande qu'on se rapproche de la base. Sur la coupe on distingue une infiltration compacte de granulations tuberculeuses.

La plèvre pulmonaire droite, moins épaissie que la plèvre pariétale, est également le siège d'une infiltration serrée de nodules tuberculeux submiliaires; aucun foyer, ancien ou nouveau, dans le poumon, excepté au niveau du lobe inférieure où on découvre cinq ou six granulations grises. Des amas de granulations sont disséminés dans la plèvre interlobaire et quelques-unes des traînées conjonctives qui séparent les lobules pulmonaires superficiels. Les ganglions bronchiques sont tuméfiés et parsemés de granulations tuberculeuses transparentes ou opaques. Ceux du côté opposé, ainsi que le poumon et la plèvre, sont intacts.

Cette observation est pour nous d'un grand intérêt. Elle montre, en effet, que la tuberculose débute par la plèvre primitivement, que, de plus, elle peut gagner par les vaisseaux lymphatiques à distance les ganglions où ils se rendent, et que nous aurons à étudier plus tard dans le mode d'envahissement des lymphatiques et ganglions costaux. Elle montre encore que les lymphatiques de la plèvre se réunissent à ceux du poumon et vont se jeter dans les ganglions bronchiques.

OBS. 8 (résumée). — *Pleurésie double.*

Il s'agit d'un malade âgé de 22 ans, atteint de pleurésie double, qui, malade depuis le 10 avril 1884, meurt le 13 mai d'une méningite.

AUTOPSIE. — La cavité pleurale gauche contient 2 litres et demi d'un liquide citrin, épais, visqueux ; la plèvre pariétale apparaît d'un rouge vif, comme infiltrée dans ses couches superficielles par une vaste nappe hémorrhagique. Détachée de la paroi costale, elle mesure environ 2 millim. d'épaisseur. Sur la coupe, on y distingue un fin semis de nodules minuscules, qui sont transparents en général, isolés, quelquefois groupés, siégeant surtout dans l'épaisseur de la membrane, mais affleurant aussi la surface à laquelle ils donnent par places un aspect chagriné.

La plèvre pulmonaire présente un aspect analogue. Les trois lobes sont réunis par des exsudats mous au-dessous desquels on distingue un semis très abondant de nodules tuberculeux miliaires.

Le poumon, atélectasié, présente deux nodules voisins de la plèvre. Tous les ganglions bronchiques gauches sont doublés ou triplés de volume, ainsi que les ganglions intrapulmonaires. Les uns et les autres sont parsemés de tubercules gris et jaunes.

La cavité pleurale droite contient de 60 à 80 gr. de liquide.

Le feuillet pariétal, à peine épaissi, est d'un rouge vif, parfois vineux et tapissé en quelques points d'une mince couche de fibrine molle ; on n'y distingue pas à l'œil nu de nodules tuberculeux. La plèvre pulmonaire offre un aspect identique. Les deux lobes sont unis par un exsudat mou au-dessous duquel on découvre de petits groupes de nodules gris transparents. Sur la face externe du lobe existent deux tubercules jaunes du volume d'une lentille, siégeant dans l'épaisseur même de la séreuse. Les recherches les plus minutieuses ne révèlent aucun tubercule dans le poumon. Les ganglions péribronchiques sont normaux.

Dans les deux observations que nous venons de citer, il n'y avait pas de lésion du périoste et des côtes. Le tubercule ne les avait pas atteints, il n'avait pas encore dépassé l'épaisseur de la plèvre ; il n'en est pas de même dans les faits suivants :

OBS. 9. — *Pleurésie gauche. Méningite tuberculeuse. Mort.*

G..., 22 ans, de constitution médiocre, entre à l'hôpital du Val-de-Grâce, le 8 mars 1886, pour pleurésie gauche. A partir du 20 mars, l'épanchement tend à diminuer, mais le 2 avril se déclare une méningite à laquelle il succombe le 16 du même mois.

AUTOPSIE. — Thorax, côté gauche.

La plèvre ne renferme pas de liquide et les deux feuillets sont unis par des adhérences molles. La plèvre pulmonaire présente à peu près son épaisseur normale. Elle est recouverte d'un exsudat fibrineux, lamelliforme, au-dessous duquel la séreuse apparaît hypertrophiée, parsemée de granulations grises, translucides, à peine appréciables à l'œil nu. La plèvre pariétale, plus épaissie que la précédente, est également tapissée d'un mince exsudat fibrineux réticulé. Sur la coupe, sa partie moyenne présente une infiltration presque ininterrompue de tubercules très petits et très serrés, les uns gris ou transparents, les autres jaunes ou opaques. A sa *face externe*, on voit un grand nombre de nodules miliaires gris qui se retrouvent également sur le *périoste de quelques côtes*.

La plèvre diaphragmatique offre un aspect identique.

Quelques rares granulations grises, de date évidemment récente, sont disséminées dans l'épaisseur du parenchyme pulmonaire, et vers le sommet existe un noyau fusiforme, caséeux, séparé de la plèvre par une couche de tissu sain.

OBS. 10. — *Méningite tuberculeuse. Pleurésie gauche deux ans auparavant. Mort.*

G..., 21 ans, entré à l'hôpital du Val-de-Grâce, le 5 avril 1886. Doué d'une constitution très vigoureuse et d'une musculature puissante, cet homme n'accuse d'autres maladies antérieures qu'une pleurésie aiguë du côté gauche dont il a été atteint, il y a deux ans, et qui a nécessité un traitement de deux mois environ. Après la guérison, G... a recouvré complètement sa vigueur et sa bonne santé, éprouvant seulement parfois quelques douleurs fugaces dans le côté gauche du thorax.

Il meurt le 16 avril de méningite tuberculeuse.

AUTOPSIE. — *Côté gauche.* La cavité est oblitérée dans toute son étendue, et le poumon rattaché à la paroi thoracique et au diaphragme par des adhérences d'une extrême solidité. Les feuillets de la séreuse sont, en effet, confondus en une masse fibrineuse, dure, coriace, presque cartilagineuse dont l'épaisseur varie, suivant les points, de 6 millim. à 2 centim. Le tissu crie sous le couteau ; sa coupe présente un aspect lardacé et une coloration blanc grisâtre sur laquelle tranchent des masses nodulaires jaunes, d'apparence caséeuse. Les plus confluentes siègent dans la partie correspondante à la plèvre pariétale; elles forment une bande presque continue, large de 2 à 3 millim., séparée des muscles intercostaux par un liséré fibroïde au milieu duquel on distingue un semis de granulations miliaires grises, transparentes. La même nappe caséeuse se rencontre à la base du poumon du côté de la plèvre viscérale, aussi bien que du feuillet diaphragmatique.

Après avoir décollé la plèvre pariétale, on remarque que le périoste de la face interne de la plupart des côtes est tuméfié et parsemé de granulations grises très cohérentes.

Ces deux dernières observations éclairent, ce nous semble, d'une façon complète la pathogénie de certains abcès des parois thoraciques. Si l'on consulte nos autres observations, l'on verra que c'est souvent deux, trois et quatre ans après une pleurésie que le malade voit se développer en un point dont il a d'ailleurs toujours souffert un abcès froid qui, évoluant lentement, détermine une lésion costale. Dans ces différents cas, le malade aurait pu guérir par transformation fibreuse du tubercule, mais il est probable que nos deux derniers sujets auraient terminé leur évolution tuberculeuse et qu'il se serait produit un abcès froid. Dans les différentes observations, Kelsch et Vaillard ne se sont inquiétés, et d'ailleurs la majorité des auteurs ont fait comme eux, que des ganglions bronchiques. Seul Verneuil, a trouvé dans un cas un abcès froid consécutif à une adénite des ganglions mammaires internes. J'ai entendu dire à M. le professeur Farabeuf que, sur un sujet d'amphithéâtre, il avait vu les ganglions rétro-mammaires extrêmement volumineux et caséeux coïncidant avec une pleuro-péricardite tuberculeuse. J'ai vu moi-même dans nombre de cas, ces ganglions enflammés ou caséeux, dans une pleurésie purulente ou à la suite de pleurésie sèche d'origine tuberculeuse.

L'histologie est à peu près semblable dans toutes les autopsies. Voici comment la décrivent Kelsch et Vaillard dans leur obs. IV :

La plèvre proprement dite est sensiblement épaissie, sillonnée d'un nombre assez considérable de cellules migratrices, mais exempte d'altération spécifique ; à sa limite interne, elle se confond graduellement avec la néo-membrane. Celle-ci mesure 1 millim. à 2 millim. 5 d'épaisseur. Le tissu fondamental qui la constitue apparaît fibroïde dans les parties profondes et amorphe dans les couches superficielles ; il est parsemé de cellules migratrices, d'éléments vaso-formateurs de vaisseaux en voie de développement ou déjà formés, mais à parois embryonnaires. Ces derniers sont surtout abondants vers la surface. Dans la partie profonde de la néo-membrane existent des nodules tuberculeux disposés en une couche régulière, non interrompue, d'un tiers à un quart de millimètre d'épaisseur. Bien que contigus et souvent pressés les uns contre les autres, les follicules tuberculeux restent individuellement distincts, laissant voir çà et là des vaisseaux en voie d'oblitération qui s'insinuent entre eux sans les pénétrer. Plus ou moins dégénérés, ils sont représentés en général par de petites masses granuleuses ou granulo-vitreuses, envahies par un tissu fibreux ; exceptionnellement on y rencontre une cellule géante ou des éléments cellulaires distincts.

Nous trouvons les mêmes lésions dans la pleurésie hémorrhagique.

Obs. 11 (résumée). — *Pleurésie avec épanchement hématique. Six ponctions. Mort.*

Homme de 24 ans, entré à l'hôpital du Val-de-Grâce, le 25 mars 1886. Mort le 30 mai.

Autopsie. — *Côté gauche.* La cavité pleurale contient environ trois litres d'un liquide hématique louche. La plèvre costale est recouverte d'un exsudat jaunâtre, mou, fibrineux ; au-dessous on aperçoit une infinité de petits nodules gris ou opaques dont le volume varie depuis celui d'une pointe d'aiguille jusqu'à celui d'un grain de millet. Ce feuillet mesure de 2 à 3 millim. d'épaisseur ; sur la coupe, il présente à sa partie moyenne et profonde une traînée continue de granulations serrées grises ou jaunes. Des nodules semblables sont disposés sur la surface adhérente ainsi que sur le périoste costal et dans l'épaisseur des muscles intercostaux.

La plèvre diaphragmatique offre des lésions identiques. En un point, elle est soulevée par des masses caséeuses du volume d'une aveline, interposées entre le feuillet séreux et le muscle phrénique.

Il nous semble utile d'insister sur ces lésions dont le siège principal et primitif a été le feuillet de la plèvre pariétale, mais qui de là ont gagné le périoste voisin pour se propager jusqu'au milieu des muscles intercostaux. Supposons que cet homme au lieu de mourir de broncho-pneumonie ait survécu, que serait-il arrivé ? Très probablement la lésion pleurale eût évolué lentement ; les tubercules périostaux et intercostaux eussent fait de même, et au bout de quelque temps on se serait trouvé en présence d'une pleurésie purulente, d'une périplcurite tuberculeuse, d'une carie costale, et d'un abcès de l'espace intercostal qui, immanquablement, se serait fait jour à l'extérieur. Si la pleurésie avait guéri, l'épanchement s'étant résorbé, Charvot, Gaujot, Choné, etc., n'auraient pas manqué de conclure, dans ce cas, à une périostite externe, la lésion pleurale n'étant que consécutive.

La pleurésie purulente des tuberculeux, dit M. Netter, correspond au plus grand nombre des pleurésies autrefois décrites sous le nom de pleurésie purulente chronique, pleurésie latente, etc.

Nous trouvons différents types dans cette forme. Tantôt on a affaire à une lésion généralisée du poumon et de la plèvre, tantôt celle-ci et surtout son feuillet pariétal sont atteints.

Dans le premier cas on trouve, à l'autopsie, de vastes cavernes pulmonaires liées à une pleurésie purulente siégeant en différents points, ou occupant toute la cavité pleurale. Parfois la cavité de l'abcès pleural est segmentée de brides ou d'adhérences reliant les deux feuillets de la plèvre, farcies elles-mêmes de tubercules en voie de dégénérescence. Le feuillet pariétal contient des tubercules qui gagnent même le périoste, présentant au centre une ou plusieurs cellules géantes, plus en dehors des cellules en voie de dégénérescence, et enfin une bordure de cellules embryonnaires. C'est, somme toute, la structure d'un abcès froid. Il est un cas curieux que l'on rencontre parfois. La lésion pulmonaire siège au sommet du poumon qui est englobé dans une adhérence solide, fixant entre eux les deux feuillets de la plèvre et les réunissant à la paroi costale de telle sorte que poumon, plèvre, paroi ne forment plus qu'un tout. Au milieu çà et là de l'adhérence, on voit des amas tuberculeux en voie de dégénérescence et qui s'ouvrent par des canaux, véritables fistules dans la grande cavité pleurale où se trouve un liquide purulent plus ou moins abondant. Ces cas ne ressemblent-ils pas,d'une façon absolue, à ces tuberculoses articulaires où l'on voit un tubercule situé profondément dans le tissu osseux s'ouvrir ayant détruit l'os au-devant de lui, dans la séreuse articulaire, déterminant une synovite tuberculeuse.

MM. Kelsch et Vaillard nous fournissent une observation de ce genre.

OBS. 12. — *Pleurésie purulente. Empyème. Abcès tuberculeux multiples du foie. Mort.*

AUTOPSIE. — *Thorax.* Cavité pleurale gauche. Le poumon, accolé dans la gouttière costo-vertébrale, est réduit au tiers de son volume. Son tiers supérieur adhère à la paroi thoracique par un tissu lardacé résistant, coriace ; il en résulte que la cavité occupée par l'épanchement ne représente que les deux tiers inférieurs de la plèvre. Elle est circonscrite par une membrane kystique dont l'épaisseur varie de un demi-centimètre à 1 centimètre et demi.

La partie antérieure, les plèvres pariétale et pulmonaire, présente une surface presque lisse ; parsemée de plaques jaunes irrégulières un peu saillantes. Le tissu est dur, lardacé, et sur la coupe d'un gris opalin.

A la partie externe et postérieure, les parois de la poche sont beaucoup plus épaisses. Leur surface est très irrégulière, anfractueuse, déchiquetée, creusée de dépressions et hérissée de saillies grisâtres ou jaunâtres. Elle présente des ulcérations miliaires recouvertes d'une matière jaune, grenues, d'aspect caséeux, ainsi que des orifices conduisant à des clapiers profonds et à des trajets tortueux qui s'étendent au loin.

Histologie. — La néomembrane est essentiellement formée par un tissu fibreux, dense, par des vaisseaux et des follicules tuberculeux isolés ou agglomérés qui, presque partout, principalement à la surface, se nécrosent et se ramollissent.

Au milieu de ce tissu fibreux sont disséminés de nombreux follicules tuberculeux transformés dans toute leur épaisseur en membranes amorphes ou granulo-vitreuses. Par leur agglomération, ils forment souvent de vastes foyers visibles à l'œil nu, tantôt parallèles, tantôt perpendiculaires à la surface. Ces derniers, par leur accroissement progressif, arrivent à s'ouvrir dans la plèvre, déterminant alors les ulcères irréguliers sinueux et profonds signalés plus haut, ou bien, par suite de leur rapport avec les foyers parallèles, ils produisent la séparation complète de fragments plus ou moins étendus de la néomembrane.

Tous les vaisseaux qui rampent au voisinage de la couche nécrosée présentent des lésions caractéristiques. Tantôt ils sont obstrués par des dépôts fibrineux, tantôt ils contiennent encore un peu de sang, mais leurs parois sont vitrifiées et confondues avec un réseau fibrinoïde disposé à leur entour. Des altérations identiques s'observent, quoique plus rarement, dans les parties profondes de la néomembrane.

A côté de ces formes de pleurésies, dans lesquelles la lésion semble avoir été primitivement pleurale, il y a des cas et nombreux où la lésion a débuté par le poumon ; on les voit survenir chez des tuberculeux malades depuis longtemps. Mais le processus ne s'arrête pas à la plèvre seule, une caverne pulmonaire superficielle s'étend à mesure que le bacille de Koch détruit à la fois tissu pulmonaire et adhérences pleurales, ne respectant même pas la paroi intercostale et s'ouvre en dehors. C'est l'histoire, nous le répétons, des abcès froids en général. Les observations que nous avons recueillies dans le service de M. le Dr Peyrot le montrent d'une façon très nette, d'autres cas d'ailleurs ont déjà été cités.

Obs. 18 (personnelle, recueillie dans le service de M. le Dr Peyrot). — *Abcès froids et fistules des parois thoraciques. Fistule broncho-cutanée.*

Le nommé J..., 42 ans, tailleur, occupe le lit n° 10, salle Nélaton.

Antécédents héréditaires. — Père mort à 75 ans ; mère morte à un âge avancé ; il a eu 8 frères dont 5 sont morts, il en ignore la cause ; 3 sont vivants et bien portants.

Antécédents personnels. — Dans sa jeunesse il a eu une excellente santé. A l'âge de 30 ans, il fut pris un jour de frissons avec point de côté violent qui dura environ un mois. Il est probable qu'à cette époque cet homme fit une pleurésie.

Quelque temps après, il sentit au niveau de la partie postérieure du thorax, à 10 centim. environ de la colonne vertébrale, une tumeur du volume d'un œuf qui augmenta peu à peu. Il entra à l'hôpital où on incisa l'abcès ; il fut pansé au vin aromatique. Les suites en furent heureuses pour lui, car sa santé resta excellente bien qu'une fistule persistât pendant un an, puis se cicatrisa. Il y a de cela 14 ans.

Cet hiver 1893, il a eu, dit-il, un chaud et froid, soigné par des tisanes et des vésicatoires; puis il a remarqué au niveau de l'épine de l'omoplate, une tumeur bien différente de la première ; celle-là était arrondie, celle-ci au contraire est allongée en forme de poire.

Il est entré à l'hôpital Laënnec où on lui a posé des pointes de feu à deux reprises. L'abcès s'est ouvert au même endroit que l'ancien abcès, et il existe à l'heure actuelle une fistule.

Avant d'examiner la fistule, nous examinons l'état des poumons de cet homme. De deux côtés, à la percussion, nous trouvons une matité assez prononcée aux deux sommets ; tandis qu'au niveau de la cicatrice du premier abcès la sonorité est presque normale. L'auscultation indique des lésions profondes ; nous entendons là du souffle, là du gazouillement, là des craquements, là des frottements pleuraux, etc.

Cet homme tousse, crache du pus, il a des sueurs nocturnes, son aspect est misérable. C'est un tuberculeux à fond.

Examen du malade. — Au niveau des neuvième et dixième vertèbres dorsales on voit une longue cicatrice de 10 centimètres de long environ. Elle est colorée, adhérente aux côtes sous-jacentes. A la partie supérieure de la cicatrice se trouve une ulcération de la largeur d'une pièce de cinquante centimes. Avec une sonde cannelée, je cherche si par en bas il n'existe pas de trajets ; la face profonde de la cicatrice est adhérente ; en haut, au contraire, se trouve une poche qui remonte jusqu'à l'épine de l'omoplate, et qui présente une étendue de 20 centimètres.

Si on bouche avec une compresse l'orifice de la fistule et qu'on fasse tousser le malade, on voit la peau se soulever et la poche se dessiner nettement, soulevée par l'air. Il existe donc une fistule broncho-cutanée.

Il était intéressant de savoir où se trouvait la perforation du poumon.

Pour cela, après avoir à nouveau bouché l'orifice cutané de la fistule, j'ai placé ma main en appuyant assez fortement sur le milieu du trajet, et, en faisant tousser cet homme, nous avons constaté que seule la partie supérieure se distendait maintenant; en variant la situation de la main, et en remontant vers le haut, nous avons vu que l'orifice siégeait près du bord spinal de l'omoplate.

Nous avons donc affaire à une fistule broncho-cutanée et dont le point de départ est une perforation du sommet du poumon et de la partie supérieure de la paroi postérieure du thorax.

L'écoulement de pus est peu considérable et les accès de toux ne l'augmentent pas.

Cette observation, une des plus importantes de ce mémoire, nous montre nettement une double évolution de la tuberculose pleuro-pulmonaire.

Il y a de cela 14 ans cet homme a fait une pleurésie d'origine bacillaire, la lésion s'est localisée à la partie inférieure du thorax, et, suivant les trajets lymphatiques, est venue à travers l'espace perforé postérieur déterminer un abcès froid thoracique. Il n'y avait pas très probablement de lésions costales et le malade a très bien guéri. Cet état satisfaisant s'est maintenu pendant 14 ans. Mais la pleurésie primitive était bacillaire et il s'est produit ce que l'on voit malheureusement souvent depuis que l'on connaît l'origine tuberculeuse de beaucoup d'inflammations de la plèvre, une tuberculisation pulmonaire. Les sommets sont naturellement les plus touchés. Les tubercules sont arrivés à la surface du poumon, il s'est formé une pleurésie adhésive, les deux feuillets pariétaux et viscéraux se sont soudés entre eux et la plèvre pariétale a fait bientôt corps avec la paroi. Dans ces fausses membranes le tubercule a évolué, érodant à la foi le poumon et la paroi, suivant le trajet lymphatique et déterminant un abcès froid superficiel, une caverne pulmonaire. La caverne s'est vidée par la bronche, l'abcès froid gagnant toujours du terrain, descendant parallèlement à la colonne vertébrale, a rencontré enfin un lieu d'arrêt. C'est la cicatrice adhérente aux parois profondes de l'ancien abcès ; le pus s'est accumulé à ce niveau et enfin s'est fait jour à l'extérieur. La fistule broncho-cutanée était constituée.

Telle est sans aucun doute la marche des lésions.

J'ajouterai que je n'ai pas trouvé de points osseux dénudés ; mais si l'on incisait la paroi de la fistule, on trouverait certainement au point où la paroi a cédé une côte dénudée en l'un de ses bords et très probablement plusieurs côtes érodées à leur face interne.

Cette observation nous semble un type d'abcès froids ayant pour point de départ une lésion tuberculeuse pleuro-pulmonaire, et il ne me semble pas que l'on puisse dire en présence des lésions considérables du poumon, que la lésion était primitivement osseuse, et que c'est un abcès froid sous-costal qui s'est ouvert dans une bronche.

Il est manifeste que l'abcès froid n'est que consécutif et il me semble logique d'intituler cette observation :

Abcès froids des parois thoraciques, consécutifs à une tuberculose pleuro-pulmonaire.

CHAPITRE III

Lymphatiques de la plèvre.

Peu de sujets anatomiques ont été aussi discutés que l'existence de vaisseaux lymphatiques dans la plèvre.

Mascagni, à qui nous devons de si belles recherches sur les lymphatiques en général, s'exprime ainsi :

« Il y a des rameaux lymphatiques qui tirent leur origine de la surface libre de la plèvre par des orifices propres. Ils sont extrêmement fins et les injections au mercure ne peuvent y pénétrer. On peut recourir dans leur recherche à l'introduction de liquides colorés dans la plèvre; ces liquides sont absorbés et les vaisseaux deviennent visibles à partir de leurs pores d'origine. »

Sabatier ne dit pas un mot des vaisseaux lymphatiques de la plèvre ; il se borne à la description des vaisseaux sanguins. Les artères viennent des intercostales et des mammaires internes ; les veines s'ouvrent dans les intercostales, et ensuite dans les mammaires internes qui vont se rendre elles-mêmes dans les sous-clavières.

1803. Portal (*Anatomie médicale*, t. III, p. 902) décrit, sans hésiter, les vaisseaux lymphatiques de la plèvre. A suivre sa description, il semblerait que rien n'est plus facile à voir : « On voit, dit-il, entre les muscles intercostaux internes et la plèvre des vaisseaux lymphatiques qui grossissent en approchant des vertèbres ; ils se réunissent a divers vaisseaux lymphatiques qui viennent des muscles de la poitrine, et à d'autres très nombreux qui sortent de la plèvre et du médiastin qui en paraissent tissés, tant ces lymphatiques y sont nombreux ; on y voit aussi aboutir divers rameaux lymphatiques qui viennent de l'œsophage ; du diaphragme, du péricarde et de la réunion de toutes ces branches, résultent des troncs dont quelques-uns se rendent au canal thoracique immédiatement, et d'autres se réunissent entre eux avant d'y parvenir, après avoir traversé les glandes, que l'on remarque sous l'articulation des côtes avec la colonne vertébrale et celles situées au-devant de ces mêmes vertèbres. »

1816. Bichat (*Traité des membranes*) : « Le système lymphatique entre essentiellement dans la formation des séreuses, qu'il faut considérer comme de grands réservoirs intermédiaires aux systèmes exhalants et absorbants, où la lymphe en sortant de l'un séjourne quelque temps avant d'entrer dans l'autre, où elle subit sans doute diverses préparations. »

1863. Recklinghausen démontre que le centre phrénique absorbe par sa face péritonéale les parties solides injectées dans la cavité abdominale.

Ludwig, Schweiger-Seidel ont injecté les lymphatiques sous les plèvres diaphragmatiques du lapin et admettent l'existence des orifices faisant communiquer la cavité des lymphatiques avec celles des séreuses.

1866. Dibkowsky injecte du bleu de Prusse dans la cavité pleurale et décrit des lymphatiques de la plèvre costale chez le chien au niveau du muscle triangulaire du sternum et des espaces intercostaux. Ce réseau a, d'après lui, des conduits qui touchent et soulèvent l'épithélium pleural. Ce réseau se continue avec un réseau externe adossé aux muscles. Par leur réseau sous-épithélial ils s'ouvrent dans la cavité de la séreuse. Ils vont se jeter par des branches verticales ou obliques soit dans les troncs lymphatiques qui accompagnent les vaisseaux mammaires externes, soit dans ceux qui sont situés de chaque côté de la colonne vertébrale.

Schweiger-Seidel et Dogiel démontrent par des expériences

sur les animaux que la communication entre le centre phrénique et la cavité péritonéale se fait au moyen de trous, d'orifices qui ont jusqu'à quatorze millièmes de millimètre dans les points où plusieurs sont contigus.

Bizzozero et Salvioli (*Sulla struttura delle seriose umane*, 1876, in-8°, p. 10, fig. 4 et 5) décrivent, sous le nom de couche de soutènement, la mince couche de tissu cellulaire mêlée de fines fibres élastiques formant la superficie de la trame de la séreuse qui dépasse encore la limitante amorphe. Cette couche superficielle, dite couche de soutènement, est la portion de trame séreuse qui limite les lymphatiques du côté de la cavité séreuse ; elle a une épaisseur de 0mm,02 à 0mm,03. Elle passe comme un pont par-dessus les dilatations. Comme Dibkowsky, ils décrivent les lymphatiques intra-séreux formant sous la membrane limitante un réseau lacunaire et un réseau sous-séreux. Sur la plèvre pulmonaire, ils décrivent également un réseau superficiel à mailles très serrées, formé de vaisseaux très fins, peu bosselés, et un réseau profond constitué par des vaisseaux très larges, remarquables par leurs bosselures très irrégulières. Ce dernier réseau est situé entre la plèvre et le parenchyme pulmonaire, communiquant à la fois avec le réseau de la séreuse et le réseau du poumon.

Ces lymphatiques sous-pleuraux du poumon avaient été très bien décrits par Jarjavay. Il distingue deux réseaux, sous-lobulaire et circumlobulaire. Il divise le réseau sus-lobulaire, dont le caractère est d'occuper la face externe des lobules et d'être situé entre eux et la plèvre, en réseaux variqueux et réseaux capillaires. Le réseau variqueux, déjà vu par Mascagni, est situé en certains points seulement, c'est-à-dire au niveau des scissures, ainsi que sur la partie moyenne de la face externe des lobes. Les réseaux variqueux sont situés au-dessous de la plèvre dans le tissu cellulaire qui unit cette membrane aux lobules. La forme des réseaux est losangique, jamais circulaire.

Les réseaux capillaires, très variables comme siège, se trouvent surtout sur le lobe supérieur, vers le sommet.

Il admet, contrairement à Mascagni, la possibilité d'injecter les lymphatiques de la plèvre. « Des réseaux d'un autre ordre, dit-il, sont placés dans l'épaisseur de la plèvre ; on les obtient en piquant cette membrane très obliquement. Quand l'injection est heureuse, ils donnent à la surface du poumon l'aspect d'une lamelle argentée ; on a la certitude que le métal ne s'est point épanché dans les espaces cellulaires quand on assiste à l'injection, car celle-ci se fait suivant les lignes sinueuses contournées appartenant à des vaisseaux dont l'existence est d'ailleurs trahie par des saillies sur la plaque des injections. » La description que donne Jarjavay sur les lymphatiques de la séreuse, me semble se rapporter à un mercurome.

Des réseaux superficiels ou sous-pleuraux naissent des troncs qui, après un court trajet, traversent le tissu interlobulaire et vont se jeter dans les ganglions bronchiques.

On voit donc qu'il ne faut pas attribuer, comme le fait Testut, à Bizzozero et Salvioli, la découverte des anastomoses de la plèvre avec ceux du poumon, puisque le mémoire de Jarjavay a été publié dans les *Archives générales de médecine* de 1847, tandis que celui des auteurs italiens date de 1876 et que dans sa thèse, M. Troisier (1874) admet aussi cette communication.

En 1887, Sanchez-Tolédo, dans sa thèse sur les rapports de l'adénopathie tuberculeuse de l'aisselle avec la tuberculose pleuro-pulmonaire, reprend les expériences de Dibkowsky, injection dans la plèvre de bleu de Prusse, de vermillon et il a constaté la réalité de la communication des lymphatiques de la plèvre costale avec les réseaux lymphatiques sous-jacents. Nous aurons à revenir sur ces expériences. Depuis, Testut admet sans discussion les réseaux lymphatiques de la plèvre.

Robin et Cadiat (art. Séreuse du *Dict. Dechambre*, p. 292) décrivent ces vaisseaux. « Les coupes montrent que les conduits d'un même réseau ainsi que les vaisseaux sanguins siègent dans la trame même de la séreuse, les uns très près de la surface sans communiquer avec la cavité séreuse, les autres dans l'épaisseur, d'autres enfin à la face profonde de cette trame qui touche la lame élastique. De là partent ceux qui vont former les conduits afférents des réseaux d'origine après avoir trouvé cette couche élastique le long des artérioles et des veinules. Sur les mammifères, ils accompagnent ces dernières en manière de satellites sans les circonscrire par des mailles, ni les engainer, pas plus là que dans la trame séreuse, contrairement à ce qui a lieu sur les poissons, les batraciens et même sur divers reptiles. Sous la plèvre pariétale, du réseau profond partent des conduits communiquant avec les lymphatiques intermusculaires et ceux qui établissent des anastomoses entre le réseau péricardique pariétal et le réseau péritonéal au niveau du centre phrénique du diaphragme.

Non seulement les lymphatiques séreux et sous-séreux des mammifères ne tendent pas à engainer des conduits sanguins, mais dès qu'il y a des séries ou des lobules de cellules adipeuses à la face profonde de la couche élastique, ces lobules s'interposent aux deux ordres de conduits qu'ils séparent l'un de l'autre.

Depuis, beaucoup d'auteurs admettent sans hésitations les réseaux lymphatiques de la plèvre. Debierre, tout en les signalant, se demande s'ils appartiennent à la plèvre elle-même ou bien s'ils ne proviennent pas des organes sous-jacents.

Quant aux stomates qui font communiquer la cavité pleurale avec les lymphatiques, et que Ranvier a décrits d'une façon si complète dans le *Progrès médical*, 1873, leur existence est niée par Robin, Sappey et tout récemment par Tourneux (*Dict. Dechambre*).

Nous venons d'analyser les travaux de nombre d'auteurs qui admettent tous l'existence des lymphatiques pleuraux, excepté Debierre qui fait quelques réserves.

Mais en face de ces anatomistes, le professeur Sappey nie énergiquement la réalité de leur origine pleurale.

« Consultons, dit-il, les faits. Si les séreuses possèdent des vaisseaux lymphatiques, elles doivent en posséder sur toute l'étendue de leur trajet, sur leur feuillet pariétal comme sur leur feuillet viscéral, sur leurs points où elles s'isolent et s'adossent à elles-mêmes comme où elles adhèrent aux organes sous-jacents. En est-il ainsi ? Non. Sur les points où elles s'isolent des tissus sous-jacents on n'en trouve aucune trace.

Sur la presque totalité de leur feuillet pariétal, on n'en rencontre également nul vestige. J'ajoute, pour laisser aux faits toute leur précision, que, dans les régions où le feuillet pariétal n'adhère aux parties qu'il recouvre que par ce tissu cellulaire lâche, ce feuillet en est absolument dépourvu et que, sur celles où il adhère d'une manière intime, il présente quelques rares ramuscules lymphatiques. Or, comme les régions où ce feuillet devient adhérent sont peu nombreuses et toujours très limitées, je puis répéter et nous devons admettre qu'il en est privé sur la presque totalité de son trajet. Plusieurs auteurs disent les avoir observés, mais ne les priez pas de les montrer, vous les jetteriez dans un grand embarras. Ne leur demandez pas surtout à voir les orifices par lesquels ces vaisseaux viennent s'ouvrir sur les parois de la cavité séreuse, ce serait abuser de leur jeune inexpérience.

Ces réseaux argentés, qui, dans les injections heureuses, s'étalent à la surface du cœur, des poumons, du foie, des intestins, ne viennent ni du péricarde, ni de la plèvre, ni du péritoine, mais uniquement des parties sous-jacentes. Parmi les vaisseaux qui contribuent à les former, les uns, il est vrai, sont plus volumineux et plus profonds, les autres extrêmement fins ou superficiels. A leur aspect, on pourrait croire que les premiers émanent seuls des parties profondes et que les seconds partent de la séreuse elle-même. Mais tous présentent la même origine, c'est-à-dire des tissus sous-jacents.

En présence de ces divergences d'opinions si grandes entre des auteurs de valeur si considérable comme Mascagni et Sappey, j'ai essayé d'injecter, à mon tour, les lymphatiques des deux feuillets, pariétal et viscéral de la plèvre.

Nombre de fois, tant sur la plèvre pariétale que sur la plèvre pulmonaire, j'ai tenté de pousser dans ces canaux du mercure. Je n'y suis parvenu, j'ai bien formé de ces mercuromes que Jarjaray avait déjà obtenus et qu'il avait pris pour des lymphatiques, parfois même à leur surface on aurait pu croire à la présence de vrais vaisseaux, mais l'examen à la loupe me désillusionnait vite. Une fois sur la plèvre diaphragmatique, j'ai cru avoir réussi, mais un examen attentif me montra que je n'avais en réalité affaire qu'aux lymphatiqués du muscle diaphragme. J'avais, par suite, tendance à nier, comme le professeur Sappey, les lymphatiques de la séreuse pulmonaire. J'ai refait alors les expériences de Dibkowsky et Troisier, reprises d'ailleurs auparavant par Sanchez Tolédo. Je me suis servi exclusivement de bleu de Prusse tenu en suspension dans de l'eau distillée, bouillie et salée à la température de 37°. J'ai injecté environ à chaque fois 5 centim. cubes dans la cavité. Les injections portèrent sur 4 lapins, le premier fut tué au bout de 10 jours, le second, au bout de 15 jours, le troisième, au bout de 3 semaines, le quatrième est encore vivant et se porte très bien. D'ailleurs aucun d'eux n'éprouva le moindre malaise.

Dans aucune des autopsies, je n'ai trouvé d'adhérences pleurales, mais toujours j'ai vu, surtout au niveau de la plèvre péricardique et diaphragmatique, des amas de matière colorante, gros les uns comme une tête d'épingle, les autres comme la pointe d'une aiguille. A la base du péricarde, dans le tissu cellulaire, on voyait des ganglions colorés au bleu de Prusse, çà et là au milieu des espaces intercostaux, se trouvaient des cellules colorées, et à l'orifice supérieur du thorax, au niveau du col de la côte on trouvait deux ganglions gros comme un grain de riz fortement imprégnés de matière colorante. Il était intéressant de connaître l'histologie de cette membrane séreuse, d'étudier les rapports histologiques du bleu de Prusse dans les cellules lymphatiques. J'ai prié M. Ségal, préparateur dans le laboratoire de M. Cornil, de vouloir bien examiner ces pièces. La description qui va suivre confirme d'ailleurs ce que nous montrait déjà l'anatomie descriptive.

Examen histologique. — Les deux feuillets de la plèvre, préalablement étalés sur des lames, ont été montés dans la glycérine. Quelques parties ont été examinées sans aucune coloration, d'autres ont été colorées au picro-carmin.

Un petit ganglion lymphatique, situé à la face externe de la plèvre pariétale qu'il soulevait, a été monté dans la celloïdine et coupé en beaucoup de points. D'ailleurs, on voyait de petits ganglions colorés en bleu foncé et proéminents à la surface externe de la plèvre. Leur grosseur va depuis celle d'un grain de millet au tiers d'un grain. Quelques-uns sont invisibles et ne se voient que sous le champ du microscope. Sur des préparations de plèvre non colorées, on distingue le réseau à mailles tantôt rondes, tantôt allongées, formé par l'entrecroisement des faisceaux conjonctifs.

Sur ce genre de préparation, on ne voit pas de revêtement épithélial de la plèvre comme sur des préparations obtenues à l'aide de la nitratation.

Nous avons surtout cherché à voir la place occupée par les cellules lymphatiques et si, parmi elles, quelques-unes n'étaient pas colorées en bleu. La dimension des cellules lymphatiques est variable; elles sont situées les unes et les plus nombreuses au point d'entre-croisement des faisceaux conjonctifs formant la charpente pleurale, d'autres dans des sortes de lacunes résultant d'un écartement des faisceaux conjonctifs. Par places, on voit des lacunes très étroites où sont logées de petites cellules lymphatiques et quelquefois même de fines molécules de bleu. On ne distingue pas de paroi propre à ces lacunes qui occupent surtout le lieu d'entre-croisement des faisceaux conjonctifs plus épais formant la charpente de soutien des mailles.

Là où existent de petits ganglions microscopiques on distingue un fin réticulum emprisonnant des cellules lymphatiques colorées en bleu.

Les préparations colorées au picro-carmin font voir les mêmes détails avec, de plus, les noyaux occupant les travées conjonctives.

En un point, nous avons vu un ganglion rempli de cellules lymphatiques. A ce ganglion se rendait un vaisseau sanguin, entouré d'une nappe de cellules lymphatiques logées dans les espaces périvasculaires. Certains globules blancs laissent en outre distinguer leur noyau coloré par le picro-carmin, à côté de leur contenu bleu.

Les coupes du ganglion lymphatique intercostal, dont la nature n'était pas douteuse même à l'œil nu, présentent la structure connue de ces glandes. Le tissu réticulé du ganglion est rempli par des masses de cellules colorées en bleu qui sont tantôt en masse, tantôt rangées en séries, s'étendant jusqu'au-dessous de la capsule. On les voit bien dans les petits sinus périfolliculaires. En un point, se voit nettement la coupe transversale d'un vaisseau sanguin et, tout autour dans une gaine périvasculaire, une masse de cellules lymphatiques.

L'histologie vient donc confirmer ce que nous avait déjà montré le simple examen du cobaye. Il existe certainement dans la plèvre des voies lymphatiques communiquant à la fois avec celles du poumon, du péricarde, du diaphragme et des espaces intercostaux comme le montre la présence de cellules lymphatiques dans les ganglions et les lymphatiques de ces organes. Toutefois cependant, on ne saurait trop répéter combien ils sont petits et on doit renoncer à les injecter avec du mercure. Quant à savoir si les vaisseaux s'ouvrent dans la cavité pleurale par des stomates, ou bien si ces stomates elles-mêmes ne sont pas autre chose que des orifices créés par des cellules lymphatiques, comme Renaut pense qu'elles font dans l'intestin où, d'après cet auteur, elles écartent non seulement les cellules mais les perforent; il est probable que l'accord n'est pas encore fait.

Mais si les lymphatiques de la plèvre normale sont petits et ne peuvent être injectés, il était intéressant d'examiner s'il n'en existait pas dans les adhérences pleurales. Nous avons déjà vu, dans le chapitre précédent, l'état de la plèvre dans la tuberculose, nous avons montré combien variables étaient les adhérences ; tantôt la cavité pleurale a disparu, d'autres fois elle est cloisonnée par des adhérences transversales en différentes loges. Quand la lésion siège en même temps sur la plèvre pariétale celle-ci adhère à la paroi thoracique, plèvre et périoste ne font qu'un tout plus ou moins lardacé. Ce n'est pas ce dernier cas qu'il faut choisir, mais prendre des sujets où nous trouvons des adhérences transversales, mais cependant épaisses.

J'ai injecté dans ces cas, du mercure avec un fin tube de verre et je suis arrivé à voir un beau réseau lymphatique dans la plèvre. J'ai montré le résultat de mes expériences à M. le professeur Sappey, qui a parfaitement reconnu que c'étaient les lymphatiques que j'avais injectés ; il en a été de même de M. Poirier qui a publié un travail si remarquable sur les lymphatiques des adhérences péritonéales. C'est la lecture de ce mémoire qui m'a porté à rechercher les lymphatiques des adhérences pleurales. Lebert cite les recherches de Schrœder von der Kolk qui serait arrivé à injecter les lymphatiques des adhérences. Je n'ai pu me procurer son travail et je me bornerai à décrire ce que j'ai vu.

Sur un premier sujet, ayant sectionné la néo-membrane pour la séparer du poumon et après avoir cicatrisé la ligne de section, j'ai injecté en divers points du mercure et j'ai eu la satisfaction de voir les vaisseaux lymphatiques se remplir, gagner la paroi costale et venir se réunir aux lymphatiques intercostaux ; j'ai réussi de même près du diaphragme.

Dans un deuxième cas, j'ai réussi de belles injections sur une plèvre adhérente et sur une néo-membrane. J'ai répété nombre de fois ces tentatives et toujours j'ai obtenu un résultat favorable.

Une des plus belles pièces que j'ai pu faire est celle représentée dans ce mémoire. Elle a été examinée par M. le professeur agrégé Poirier. L'adhérence des deux feuillets à la paroi se trouve au niveau du deuxième espace intercostal, près du sternum, elle a une longueur de 5 centim., une petite néo-membrane monte verticalement au deuxième espace pour atteindre le bord inférieur de la deuxième côte. Le sujet qui a servi à cette injection

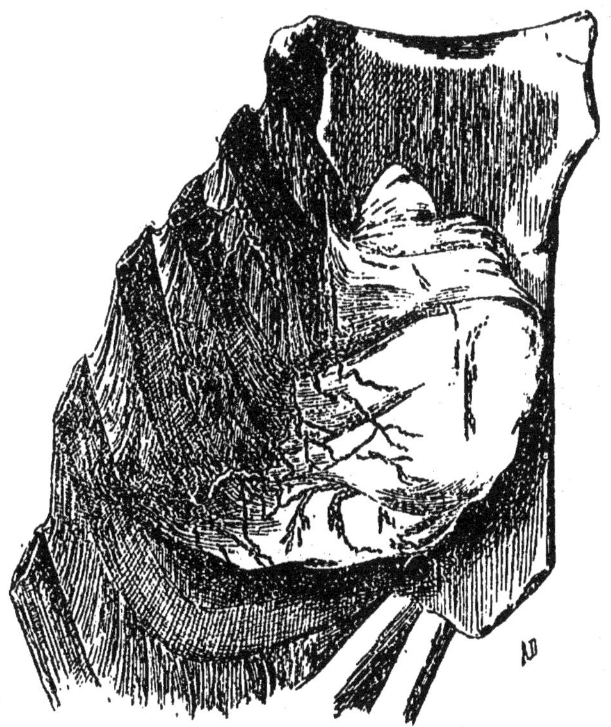

FIG. 1. — Vaisseaux lymphatiques des adhérences pleurales, communiquant avec ceux de l'espace intercostal.

était profondément tuberculeux, son poumon était creusé d'énormes cavernes.

On voit sur cette pièce deux réseaux : un réseau profond, de mailles extrêmement fines, communiquant avec le réseau pulmonaire et le réseau superficiel. En faisant l'injection, on voyait en même temps que se dessinaient les vaisseaux, du mercure sortir de l'épaisseur de la portion du poumon sectionné. Le réseau superficiel est plus volumineux, on y voit un gros tronc qui présente en un point une dilatation; sur les bords de l'adhérence à la paroi, les vaisseaux lymphatiques gagnent l'espace intercostal et vont se jeter dans un gros tronc d'où part un vaisseau qui longe le bord supérieur du deuxième espace. Dans l'adhérence verticale se trouve un vaisseau lymphatique qui la suit dans toute son étendue et va aboutir aux canaux de l'espace intercostal.

Je n'ai pu suivre ces vaisseaux jusque dans les ganglions mammaires, mais ceux-ci étaient plus gros que normalement et adhérents aux couches profondes, l'un d'eux était caséeux. Il est donc bien certain qu'il existe des lymphatiques volumineux dans les adhérences pleurales, lymphatiques communiquant à la fois avec ceux du poumon et ceux de l'espace intercostal.

Notre collègue et ami Pilliet a bien voulu étudier pour nous les adhérences pleurales.

Indépendamment de la gaine lymphatique des vaisseaux sanguins, on rencontre des lymphatiques distincts faciles à mettre en évidence dans les cas d'adhérences pleurales pathologiques.

Quand on enlève le poumon tuberculeux adhérent à la plèvre pariétale qui le double et que l'on pratique sur le poumon des coupes comprenant les deux plèvres soudées, il est facile de constater la présence dans chacun des feuillets des lymphatiques plus ou moins dilatés ; les lymphatiques larges à contour anguleux communiquent d'une plèvre à l'autre et ce qui le montre c'est l'injection tuberculeuse qui les envahit et détermine dans l'épaisseur de chaque feuillet la présence de foyers tuberculeux caractéristiques, car ils appartiennent à cette forme de la tuberculose que Kiener a baptisée tuberculose des séreuses et qui a précisément pour caractère de se développer dans les lymphatiques qu'elle thrombose.

A côté des cas de propagation de la tuberculose aux lymphatiques viscéraux dans la pleurite adhésive, on rencontre des faits plus rares, démontrant cette même communication des voies lymphatiques des deux plèvres. C'est ainsi que les pièces provenant d'un cas de dilatation bronchique avec sclérose pulmonaire nous montre une anthracose assez considérable du poumon sclérosé. Le feuillet pariétal de la plèvre était adhérent au poumon, mais ces adhérences sont beaucoup moins serrées que celles de la tuberculose ; néanmoins le feuillet est épaissi et présente des nappes de tissu fibroïde enflammé assez considérable.

Or, l'on retrouve dans ce tissu les lymphatiques et, ce qui est plus net encore, des particules de charbon semblables à celles qui couvrent le poumon et la plèvre viscérale juxtaposée. Les particules de charbon ont donc passé d'un système lymphatique dans l'autre ; c'est là une véritable injection naturelle que l'on ne peut attribuer au déplacement d'un organisme vivant comme le microbe de la tuberculose.

CHAPITRE IV

Anatomie de l'espace intercostal.

Je n'ai pas l'intention de faire ici une étude de chaque espace en particulier. Mon but est d'étudier l'espace intercostal type, presque tous étant constitués de la même façon. Je signalerai, chemin faisant, quelques particularités anatomiques qui diffèrent d'une façon absolue de la description classique.

Malgaigne, *Traité d'anatomie chirurgicale*, p. 89 et suiv., lui consacre un assez long chapitre. Richet étudie aussi l'espace intercostal, mais c'est M. le professeur Tillaux qui en a donné la description la plus complète.

Nous choisirons pour cette étude le troisième espace, tout en indiquant quelques détails que nous avons remarqués.

Tout espace présente à étudier le squelette et les parties molles, muscles, vaisseaux, nerfs et aponévroses.

Dépourvu de ses parties molles, l'espace intercostal se présente sous la forme d'un quadrilatère dont le bord postérieur est formé par le ligament transverso-costal supérieur qui s'étend du bord supérieur du col des côtes au bord inférieur de l'apophyse transverse qui est située au-dessus. Ce ligament est aplati d'avant en arrière ; sa largeur est de 8 à 10 millim., la longueur est de 10 à 12. En général il se dirige obliquement de haut en bas et de dehors en dedans. Son bord interne ou postérieur complète en dehors l'orifice ou plutôt le canal très oblique par lequel passe la branche postérieure des vaisseaux et nerfs pour aller se distribuer aux muscles spinaux (Sappey). Le bord antérieur du quadrilatère intercostal est représenté par la portion concave du sternum, qui sépare les deux articulations chrondro-sternales.

Le bord supérieur est formé par le bord inférieur de la côte supérieure et le cartilage correspondant. Ce bord est extrêmement différent suivant la portion de côte où on l'étudie. De l'articulation transverso-costale à l'angle postérieur il est mince, rectiligne ; il n'existe pas encore de gouttière. Celle-ci commence un peu en arrière de l'angle, s'élargit progressivement, acquiert sa plus grande largeur et sa plus grande profondeur un peu en avant de celui-ci, devient de plus en plus superficielle et finit par se confondre avec le bord inférieur vers l'union du tiers antérieur avec les deux tiers postérieurs de la côte. Le bord inférieur de l'espace est limité par le bord supérieur de la côte sous-jacente ; il est très épais et de plus, sur toutes les côtes sternales à l'exception de la première, il présente une véritable gouttière, ce qui permet de lui considérer une lèvre externe et une lèvre interne. La description des muscles est à peu près la même dans tous les ouvrages. Tous les auteurs, Cloquet, Cruveilhier, Sappey, etc., sont d'un avis unanime.

Les intercostaux, dit Cruveilhier, représentent deux lames musculaires fort minces, qui mesurent exactement à la fois la largeur des espaces auxquels ils correspondent et la longueur, avec cette différence que les intercostaux externes sont étendus depuis les articulations costo-vertébrales jusqu'au cartilage exclusivement, tandis que les intercostaux internes ne commencent en arrière qu'aux angles des côtes et finissent en avant du sternum.

Pour cet auteur les intercostaux externes sont plus épais que les internes.

Pour Henle, au contraire, c'est l'intercostal interne qui l'emporte ; ce dernier muscle est de plus presque entièrement musculaire.

Insertions des muscles intercostaux.

Muscle intercostal externe. — Pour tous les auteurs ce muscle s'insère d'une part au bord externe de la gouttière, d'une autre part au bord supérieur de la côte qui est située au-dessous et à la lèvre externe de ce bord.

L'interne s'insère à la lèvre interne ou postérieure de la gouttière costale, au bord supérieur et à la face interne de la côte inférieure.

Ces insertions se font par des fibres charnues qui alternent avec des fibres aponévrotiques. Toutes ces fibres se dirigent, celles du muscle intercostal externe d'arrière en avant et de haut en bas, celles de l'interne d'avant en arrière.

Ces muscles, si l'on s'en rapporte à la description et au schéma

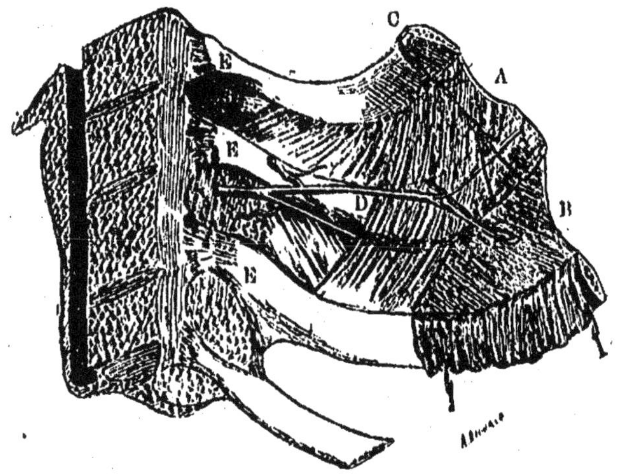

Fig. 11. — Partie postérieure de l'espace intercostal.

A. Muscle intercostal interne du 1er espace. — B. Muscle intercostal externe du 2e espace. L'interne a été enlevé dans une partie de son étendue. — C. Artère mammaire interne accessoire. — D. Nerf intercostal dans ses rapports avec l'intercostal interne. — E, E, E. Fossettes prévertébrales, où sont situées au milieu du tissu cellulo-graisseux des ganglions lymphatiques.

qu'en donne M. le professeur Tillaux, seraient séparés l'un de l'autre par une couche de tissu cellulo-graisseux.

Il est inexact de dire que l'intercostal interne est plus mince que l'externe, car, outre qu'il est au moins son égal dans nombre d'espaces, il lui est de beaucoup supérieur dans le premier espace.

La distance qui s'étend des insertions de l'intercostal interne à la colonne vertébrale est très variable : ainsi pour le premier espace, elle va presque jusqu'au niveau de l'articulation costo-transversaire pour s'en éloigner très rapidement dans les espaces inférieurs. De même dans le premier espace l'intercostal externe s'étend dans toute l'étendue du premier espace du ligament costo-transversaire au sternum.

Les insertions du muscle intercostal interne, telles que les décrivent les auteurs classiques, sont complètement fausses. Il suffit de disséquer la paroi thoracique par sa face interne pour

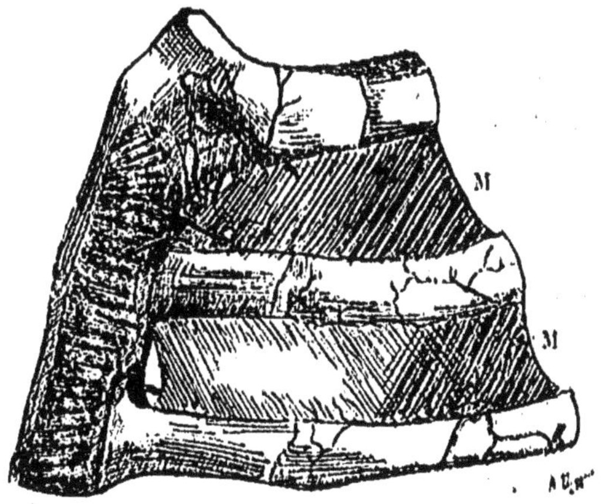

Fig. III. — Espaces perforés antérieurs présternaux.

Le muscle intercostal interne du 1er espace s'insère sur le cartilage des 1re et 2e côtes.
M, M. Muscles intercostaux externes.

voir que l'intercostal interne a des insertions très variables. Nous pouvons diviser son étude en trois régions : une postéro-latérale, une latérale, une antérieure.

Dans la première, variable suivant l'espace, l'intercostal interne est mince, à peine représenté par quelques fibres musculo-aponévrotiques ; il s'insère bien à la lèvre interne de la gouttière, mais, à mesure qu'il avance latéralement, nous voyons ce muscle augmenter considérablement de volume et, au milieu de l'espace intercostal, le long de la ligne axillaire, il est beaucoup plus volumineux que l'externe devenu mince. Il s'insère alors aux deux lèvres de la gouttière costale et remplit presque complètement, à lui seul l'espace intercostal, devenant de plus en plus superficiel et plus épais à mesure que l'externe s'amoindrit davantage.

Ces deux muscles, interne et externe, sont séparés l'un de l'autre par une membrane aponévrotique, d'apparence nacrée, qui adhère surtout à l'intercostal externe, mais la quantité de tissus cellulo-graisseux signalée par les auteurs n'existe pas entre les muscles et il faut une dissection attentive pour les séparer l'un de l'autre.

En certains points de la paroi, il est facile, même sans dissection, de les reconnaître aisément. C'est au niveau des espaces perforés latéraux; en ce point, soulevez le nerf perforant latéral, enlevez le tissu cellulo-graisseux qui le remplit et vous verrez que cet orifice, qui est ovale et oblique de haut en bas, d'arrière en avant, est limité en arrière par le bord très épaissi de l'intercostal externe; en avant, par quelques-unes des fibres éparses de ce muscle et que sa paroi postérieure est formée par l'intercostal interne dont la direction des fibres est très visible. A partir de ce point, l'intercostal externe diminue rapidement d'épaisseur; ses fibres sont en moins grand nombre, s'éparpillent et bientôt près des cartilages costaux, il n'est plus représenté que par des lamelles aponévrotiques nacrées, qui ont conservé la direction du muscle: les derniers faisceaux antérieurs sont cependant moins inclinés que les postérieurs. L'espace intercostal, ainsi formé par les os et les muscles, est recouvert en dedans par une mince aponévrose variable d'épaisseur. Près du sternum, au niveau des fossettes présternales, nous la verrons s'épaissir pour envelopper les vaisseaux et former le couvercle des loges ganglionnaires. A la partie moyenne, elle est un peu épaisse, brillante, transparente, laissant voir par transparence les fibres de l'intercostal interne. Près de l'angle des côtes, elle s'épaissit rapidement et continue le muscle intercostal interne qui disparaît à ce niveau.

Nous avons étudié le squelette de la loge intercostale, il nous reste à décrire son contenu, vaisseaux et nerfs.

Pour les auteurs classiques, les artères viennent de trois

sources, de l'aorte, de l'intercostale supérieure, branche de la sous-clavière et de la mammaire interne née du même tronc.

Les intercostales postérieures ou aortiques au nombre de 8 à 9, naissent de la partie postérieure de l'aorte; situées d'abord sous la plèvre, elles se divisent au niveau des trous de conjugaison en deux branches qui se séparent à angle droit; l'une se porte en arrière pour se distribuer à la moelle épinière, aux muscles spinaux, l'autre se dirige en dehors pour se ramifier dans les parois latérale et antérieure de cette cavité.

C'est l'artère intercostale proprement dite. Elle s'infléchit en arrière et en haut pour gagner l'espace intercostal, s'engage ensuite entre les muscles intercostaux, se place dans la gouttière costale qu'elle suit jusqu'au tiers antérieur de l'espace; arrivée là, elle se place dans sa partie moyenne pour s'anastomoser avec la mammaire interne. Pendant ce trajet, elle fournit une artère, petite en général, qui suit le bord inférieur de l'espace pour s'anastomoser aussi avec l'intercostale antérieure, branche de la mammaire interne.

L'artère mammaire interne fournit les intercostales antérieures au nombre de deux pour chaque espace qui vont s'anastomoser, la supérieure avec l'intercostale supérieure, l'inférieure avec le rameau inférieur de l'intercostal aortique : on peut dire comme Rieffel (thèse de Canniot), que chaque espace intercostal est pourvu d'un double cercle artériel complet..

De plus, il existe, ce que l'on peut voir facilement sur nos dessins, des anastomoses entre les artères des différents espaces qui siègent surtout, comme l'a montré Henle, sur le périoste qui tapisse la face interne des côtes.

Telle est la description donnée, en général, pour les artères intercostales; cependant il existe d'autres voies très importantes dont une est figurée dans la planche IV.

En procédant de haut en bas, nous voyons la thoracique postérieure qui fournit des branches au premier espace, puis plus en dehors, une volumineuse artère, la mammaire externe. Ce vaisseau descend tout le long du thorax, en avant et à côté des espaces perforés et se termine au niveau du sixième espace intercostal. Je l'ai disséquée avec les branches qu'elle fournit au troisième espace. Arrivée au bord supérieur de l'espace, elle donne un rameau qui

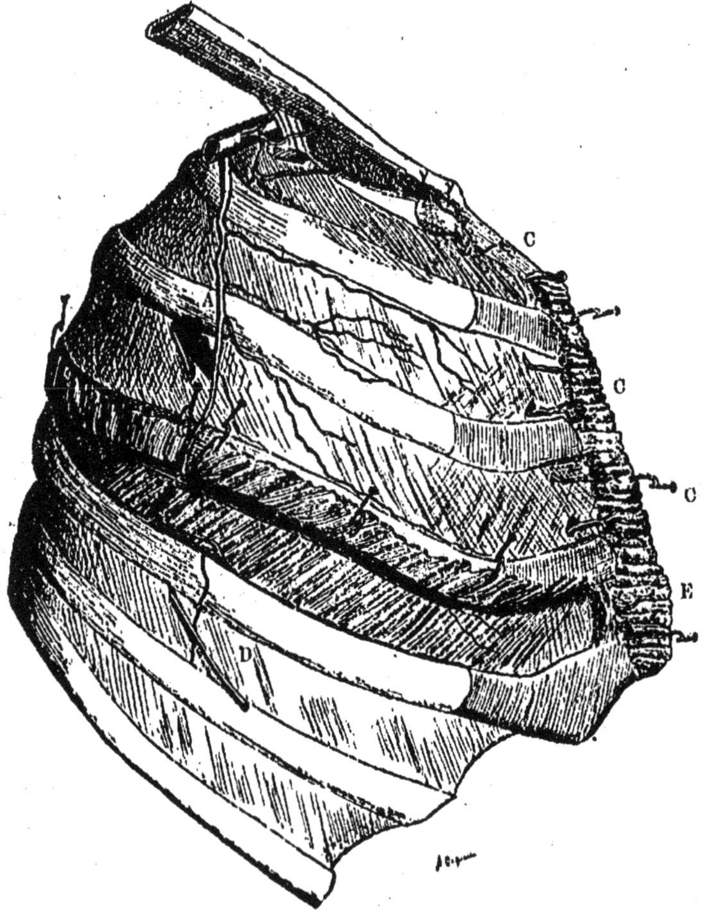

FIG. IV. — Vue antéro-latérale du thorax, qui montre les espaces perforés antérieur et latéraux.

Au 4e espace, on voit les vaisseaux et nerfs séparés de la plèvre par quelques faisceaux seulement de l'intercostal interne et l'aponévrose interne. — Cercle vasculaire de l'espace.

A. Artère thoracique longue. — C, C, C. Artères perforantes antérieures. — D. Nerfs perforants. — E. Muscle grand pectoral.

pénètre dans le trou perforé latéral, s'enfonce au milieu du muscle intercostal interne et se divise en deux rameaux, l'un antérieur qui court le long du bord inférieur de la côte, qui se termine en s'anastomosant avec la mammaire interne, après avoir fourni à la partie antérieure et moyenne de l'espace des branches vasculaires; le rameau postérieur se porte d'avant en arrière et se continue à plein canal avec l'intercostale aortique, sans qu'il soit possible de déterminer la limite respective des deux ordres de vaisseaux. Du rameau postérieur intercostal venu de la mammaire externe, se détache un rameau qui chemine à travers l'espace entre les deux muscles, longe le bord supérieur de la côte inférieure de l'espace, se divise à son tour en deux rameaux, l'un antérieur qui s'anastomose avec le rameau de la mammaire interne, l'autre postérieur qui s'unit à plein canal à l'artère inférieure ou accessoire, branche de l'intercostale aortique.

Il existe, mais très rarement, une mammaire interne ou accessoire, nous en avons trouvé un exemple, et M. Rieffel nous en a communiqué un beau cas publié, d'ailleurs, dans le mémoire de Canniot.

Ce vaisseau a été signalé pour la première fois en 1824, par Otto qui l'appelle « Ramus costalis lateralis sive intercostalis ». Il a été vu par Tiedeman, Hodges, Hellema, Henle qui lui donne le nom « arteria mammeria interna lateralis », Hyrtl (arteria intercostalis media).

Dans le cas de Rieffel, dont j'ai la pièce entre les mains, on voit cette artère se diriger obliquement de haut en bas et en dehors à la face interne de la paroi thoracique latérale, se perdre dans le quatrième espace.

Chemin faisant elle donne des branches antérieures et postérieures à chaque espace.

Ces branches se subdivisent elles-mêmes en deux : l'une occupant le bord supérieur, l'autre le bord inférieur de l'espace.

Dans notre cas, cette artère née de la sous-clavière ne descendait pas plus loin que le deuxième espace.

Un fait très frappant quand on examine le calibre des artères intercostales postérieures dans leur portion costale proprement

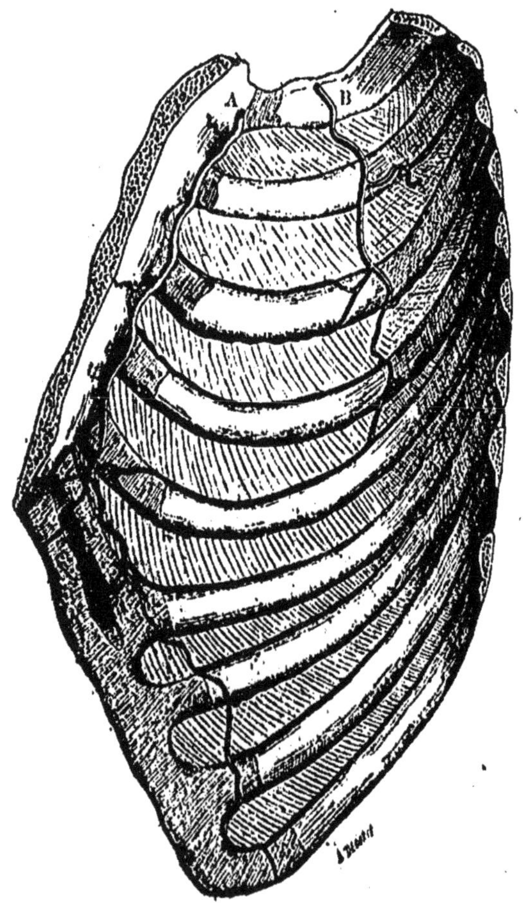

FIG. V. — A. rtère mammaire interne. — B. Artère mammaire interne accessoire.

dite, c'est le peu de volume de ces artères. Il n'y a pas, à proprement parler, de perforantes latérales ; c'est, au contraire, l'artère thoracique longue qui envoie des branches qui se portent de dehors en dedans pour aller suppléer l'intercostale aortique très faible. Mais, à mesure que nous nous rapprochons de la partie inférieure du thorax, l'intercostale aortique prend une importance de plus en plus grande et fournit des artères perforantes volumineuses ; elle continue ensuite son trajet, très affaiblie, et n'est plus représentée que par un tout petit rameau qui va s'anastomoser avec ceux de la mammaire interne.

Telles sont les artères de l'espace ; mais nous trouvons, à ses extrêmes limites en avant, en arrière, une série de vaisseaux que nous appellerons perforants antérieurs et postérieurs. Ces derniers sont la terminaison de la branche dorsale de l'intercostale. Cette branche, après avoir fourni le rameau vertébral se divise en deux : l'un de ces rameaux passe en dehors du ligament transverso-costal supérieur et devient perforant, l'autre passe en dedans de ce ligament va se rendre aux différents muscles spinaux, puis perfore les insertions du muscle trapèze près de la crête vertébrale et se distribue à la peau.

A mesure que l'on descend, on voit ces rameaux perforants postérieurs diminuer de calibre et ne plus être représentés que par de minces artérioles. Nous avons vu que les rameaux latéraux augmentent, au contraire, considérablement, non seulement de volume, mais aussi de nombre, ce qui tient, sans doute, à la présence de puissants muscles, grand dorsal, masse sacro-lombaire, grand oblique, etc.

Les rameaux perforants antérieurs, en nombre égal à celui des espaces intercostaux, se portent directement d'arrière en avant ; ils cheminent dans les fossettes que nous avons décrites, donnent à ce moment des rameaux à la face postérieure du sternum, se divisent ordinairement, surtout près du sternum, en une série de branches qui perforent le muscle intercostal interne et l'aponévrose superficielle pour se terminer dans le muscle grand pectoral et, après l'avoir traversé, dans les téguments.

Les veines de l'espace, ordinairement uniques pour chaque artère, vont les unes dans la mammaire interne, les autres dans la mammaire externe et enfin dans les veines intercostales.

Nous n'avons pas à décrire le trajet ultime de ces veines.

Avant d'étudier les lymphatiques je décrirai les fossettes que j'ai déjà signalées près du sternum.

Fossettes présternales. — Près du sternum, tout le long de ses

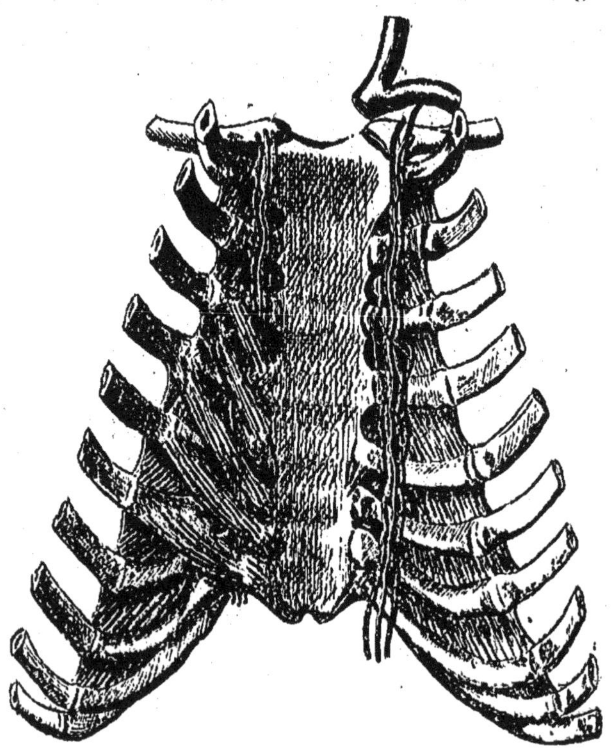

FIG. VI. — Fossettes présternales où sont logés les ganglions lymphatiques.

bords, nous trouvons une série de fossettes qui s'étendent du bord du sternum à 3 centim. et demi de ce bord. C'est là que se trouvent logés les ganglions lymphatiques mammaires internes. Il existe 5 de ces fossettes. La cinquième est située entre la cinquième et la sixième côte.

Le plancher de ces fossettes est représenté par le muscle

intercostal interne. Le bord supérieur est formé par le bord inférieur de la côte sus-jacente, le bord inférieur, par le bord supérieur de la côte inférieure. L'espace, qui, sur le sternum, sépare deux articulations chondro-sternales les limite en dedans. Au point où les cartilages costaux vont s'insérer au sternum on les voit se relever, s'épaissir, ce qui contribue à augmenter la profondeur de ces fossettes. La première seule est complètement à découvert; simplement revêtue d'une toile celluleuse qui enveloppe en même temps les vaisseaux mammaires. Les autres ont une véritable couverture représentée par les faisceaux du muscle triangulaire du sternum. Elles présentent des différences. Ainsi la seconde, à peine recouverte par le dernier faisceau du triangulaire, est divisée en deux loges, l'une externe, l'autre interne. A mesure que nous descendons on voit les faisceaux du triangulaire s'épaissir et surtout s'élargir. La troisième fossette est divisée à son tour en deux. Dans ce cas nous les voyons limitées en dedans par le sternum, pour la fossette interne et en dehors par le bord interne du faisceau du muscle triangulaire. La fossette externe est limitée en dedans par le bord externe d'un faisceau du même muscle, en dehors par le bord interne d'un autre faisceau. C'est qu'en effet l'insertion et la direction de ces faisceaux est la suivante. Nées du sternum et du cartilage, recouvrant l'articulation chondro-sternale fibreuse à ce moment, les fibres musculaires s'étalent, passent justement au-dessous de nos fossettes, les séparant en deux, coupant la côte située au-dessus. Toujours oblique en dehors après avoir formé les limites interne et externe des deux fossettes de l'espace intercostal au niveau duquel il naît, le faisceau musculaire va former le bord externe de la fossette externe de l'espace intercostal supérieur.

A mesure que l'on descend, les faisceaux du muscle triangulaire s'étalent de plus en plus et recouvrent alors complètement la fossette; il faut enlever les fibres pour les apercevoir. Mais à ce moment les insertions du muscle se font par des faisceaux tendineux séparés les uns des autres par des pelotons adipeux qui font communiquer le tissu cellulaire de la fossette avec le tissu cellulaire sous-pleural.

C'est dans ces loges, au milieu d'un tissu cellulaire très abondant, que sont situés, le long des vaisseaux mammaires, les ganglions lymphatiques. Ils sont là à l'état normal peu volumineux, quelquefois au nombre de deux, quelquefois isolés, et manquent parfois.

A l'état pathologique le tissu cellulaire a fait place à un tissu inflammatoire, lardacé; les ganglions sont soit caséeux, soit enflammés et ne sont plus mobiles. On peut voir ces deux états dans la pièce dessinée appartenant à un homme mort de pleurésie purulente.

On remarquera de plus au niveau du sixième espace intercostal, à 7 centim. du sternum, la présence de ganglions enflammés.

Cheminant au-dessus de ses fossettes, nous voyons passer les vaisseaux mammaires internes recouverts bientôt par les faisceaux du muscle triangulaire du sternum entre les différents faisceaux duquel on les aperçoit par éclaircies. D'abord verticaux ils obliquent ensuite légèrement en dehors au niveau du sixième espace.

Lymphatiques du thorax. — Les lymphatiques ont été vus, étudiés, dessinés par Mascagni. Toutes les descriptions qui ont été données depuis, celles de Cloquet, Bourgery et Jacob, Broc, Cruveilhier, Sappey, Henle ne font que reproduire les planches de Mascagni.

Ganglions du thorax. — Les ganglions du thorax peuvent se diviser en superficiels et profonds.

Sur la face externe de la poitrine on trouve, outre les ganglions axillaires bien étudiés par MM. Kirmisson et Poirier, une série de glandes lymphatiques appendues à l'artère thoracique longue ou mammaire externe; un petit ganglion est situé au niveau du bord inférieur du thorax sur la seconde intersection du muscle droit de l'abdomen.

Les ganglions profonds se divisent en antérieurs ou internes, moyens ou intercostaux, postérieurs ou prévertébraux.

Les antérieurs ou mammaires internes ou présternaux sont logés dans les fossettes que nous avons décrites. Pour Cloquet, Mascagni, ils seraient au nombre de 8 à 9; de 8 à 10 pour Henle, pour Krause de 6 à 10. En réalité leur nombre est très variable; tantôt nous n'en avons pas trouvé dans un espace intercostal, d'autres fois il en existe deux dans le même espace, ce

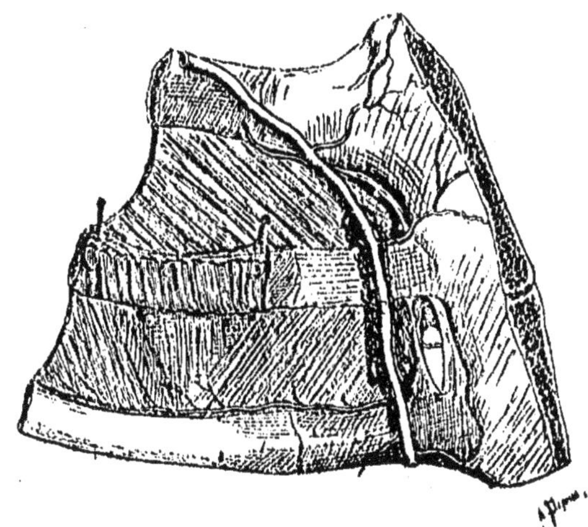

FIG. VII. — Vue postérieure des espaces perforés présternaux. Branches sternales de la mammaire interne et fossettes présternales où l'on voit des vaisseaux et ganglions lymphatiques.

qui est constant pour les deuxième et troisième. Plongés dans le tissu graisseux qui remplit les fossettes présternales, ils sont disposés autour des vaisseaux mammaires.

Les ganglions prévertébraux, au nombre de 16 à 20 de chaque côté, sont situés dans la partie postérieure des espaces intercostaux en avant des têtes costales, contre la face antérieure des vertèbres dorsales.

Les ganglions latéraux sont ordinairement très petits, ils occupent l'espace intercostal, situés entre les deux muscles interne et externe.

Vaisseaux lymphatiques. — Les lymphatiques intercostaux nés des parois de la poitrine et de la plèvre costale accompagnent les vaisseaux sanguins dans chaque espace.

Les ganglions mammaires internes reçoivent les vaisseaux du muscle droit de l'abdomen, de la partie antéreure du diaphragme, des espaces intercostaux de la mamelle et de la plèvre. Les vaisseaux afférents vont se rendre dans les ganglions médiastinaux antérieurs et surtout aux ganglions situés autour de la jugulaire interne et veine cave supérieure.

Les ganglions latéraux reçoivent les lymphatiques des parois

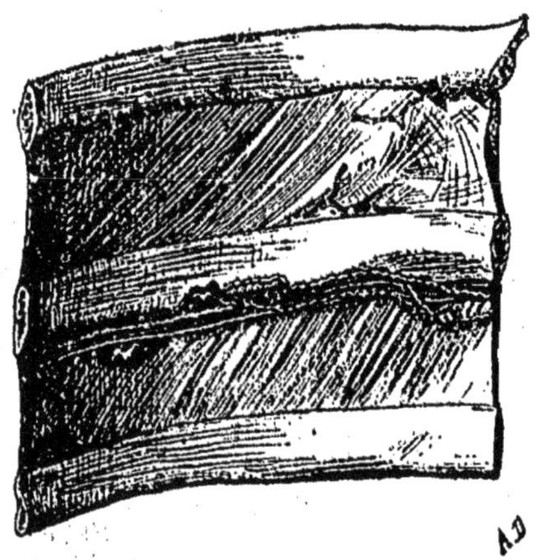

FIG. VIII. — Le muscle intercostal interne a été enlevé. — On voit les vaisseaux et ganglions lymphatiques intercostaux.

latérales du thorax qui passent aux travers des trous perforés latéraux et se continuent, après avoir traversé les glandes, avec les lymphatiques antérieurs et postérieurs, aboutissant en fin de compte aux ganglions mammaires internes et prévertébraux.

Ces derniers reçoivent les vaisseaux provenant du canal rachidien, des muscles vertébraux, de la paroi interne du thorax et du diaphragme. Les vaisseaux afférents supérieurs droits s'unissent avec les vaisseaux afférents des ganglions bronchiques en un tronc commun, « le tronc broncho-médiastinal droit ».

Les vaisseaux afférents inférieurs se réunissent en troncs qui après un trajet descendant, plus ou moins long, se jettent dans le canal thoracique.

Mascagni, Cloquet, etc., décrivent un tronc lymphatique considérable formé par la réunion de plusieurs vaisseaux intercostaux de l'un et de l'autre côté et de quelques autres qui naissent de ganglions situés l'un au niveau de la douzième vertèbre dorsale, et l'autre près du bord inférieur de la onzième côte. Ce tronc descend en avant des veines azygos près de la tête des côtes, il reçoit les vaisseaux des six derniers espaces intercostaux, qui n'abordent le canal précédent qu'après avoir traversé plusieurs ganglions placés dans les espaces intercostaux. Cloquet, enfin, signale les vaisseaux qui venus du thorax vont se jeter dans les ganglions axillaires, ce dont il est facile de se rendre compte en injectant la paroi thoracique. Cela nous explique pourquoi il est assez fréquent de voir les ganglions axillaires indurés et augmentés de volume, suppurés quelque fois dans le cas de pleurésie et il est probable, si l'on s'en inquiétait d'avantage, que les cas d'adénites axillaires d'origine pleuro-pulmonaire deviendraient plus nombreux.

Nerfs intercostaux. — Les nerfs intercostaux accompagnent les vaisseaux. Placés d'abord à égale distance des deux côtes, entre le muscle intercostal externe et une lame fibreuse, qui les sépare de la plèvre, ils s'engagent au niveau de l'angle des côtes sous le muscle intercostal interne, en se rapprochant du bord inférieur de la côte qui est au-dessus, cheminant alors entre les intercostaux, puis entre l'intercostal interne et une lame fibreuse qui continue en avant l'intercostal externe. Arrivés sur les côtés du sternum ces nerfs traversent le grand pectoral, etc. (Sappey).

Dans les préparations multiples que j'ai faites pour l'étude de la paroi costale, il est un détail qui m'a frappé. En effet, si les vaisseaux étaient injectés, tout le paquet vasculo-nerveux s'apercovait facilement par transparence à la face interne du thorax ; on voyait les faisceaux de l'intercostal interne les recouvrir à peine et en certains points, où ces faisceaux s'écartaient, ils étaient absolument sous-aponévrotiques.

J'ai disséqué soigneusement les fibres de l'intercostal interne par la face interne du thorax et l'intercostal externe par la face

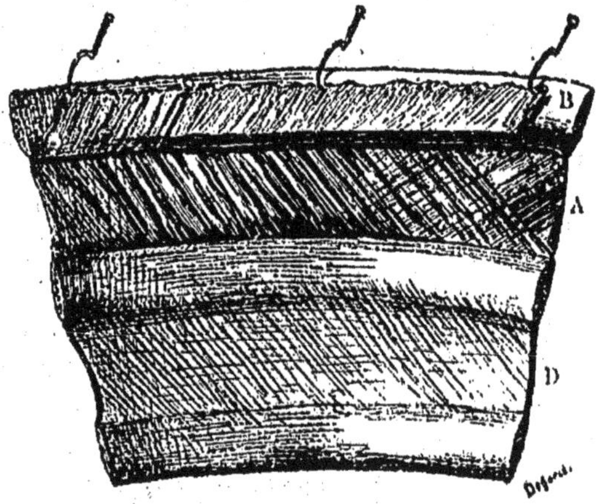

Fig. IX. — Dissection des muscles intercostaux par leur face interne, on voit le paquet vasculo-nerveux, d'abord situé entre les deux intercostaux, se placer dans le dédoublement de l'intercostal interne, dont la partie interne a été relevée.

A. Lame externe ou antérieure de l'intercostal interne. — B. Lame interne relevée. On voit le rameau perforant du nerf intercostal passant à travers la lame externe de l'intercostal interne pour cheminer ensuite entre les deux muscles externe et interne. — D. Espace intercostal recouvert de l'aponévrose endo-thoracique laissant voir, par transparence, les vaisseaux et les nerfs.

antérieure. La description que je vais donner est constante et représente l'exacte vérité.

Le nerf intercostal (1) après avoir cheminé entre l'intercostal externe et la membrane fibreuse qui le sépare de la plèvre, s'engage entre les deux muscles, l'un très épais, l'externe, l'autre très mince à ce moment, l'interne ; mais comme je l'ai dit précé-

(1) M. le professeur Farabeuf m'a montré une planche de Redinger où ce trajet du nerf intercostal est figuré, mais il n'y a pas de description, planche 28.

demment, l'intercostal interne augmente considérablement de volume, s'insère non plus à la lèvre postérieure de la gouttière costale mais aussi à sa lèvre externe et c'est dans ce dédoublement que sont compris les vaisseaux et les nerfs. Bien mieux, la partie du muscle qui s'attache en dehors ou en avant du paquet vasculo-nerveux est de beaucoup la plus développée. Comment se comportent alors les vaisseaux et les nerfs perforants? Au niveau des espaces perforés on voit se détacher d'eux un rameau qui s'engage à travers la partie externe de l'intercostal interne, chemine, après l'avoir perforé, entre lui et l'externe et sort alors par l'orifice soit latéral, soit antérieur.

Ces vaisseaux artériels et veineux, ganglions et vaisseaux lymphatiques sont enveloppés dans une couche cellulo-graisseuse

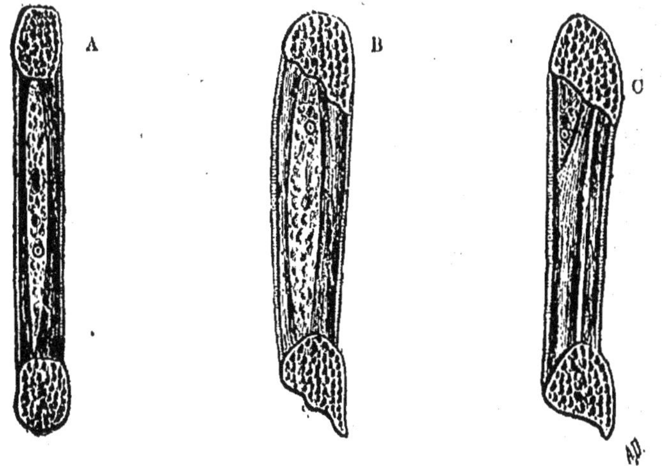

FIG. X. — Coupes de l'espace intercostal.

A. Coupe faite un peu en avant de l'origine de l'intercostal interne. — B. Coupe à l'union du tiers postérieur avec les deux tiers antérieurs de l'espace. Dessin du professeur Tillaux. — C. Coupe à l'union de la partie moyenne. On voit le muscle interne très épais, s'insérant aux deux lèvres de la gouttière, et comprenant dans son dédoublement les vaisseaux et les nerfs. Les deux muscles ne sont séparés que par une mince couche celluleuse.

qui est surtout développée non pas entre les deux intercostaux, mais bien entre les deux faisceaux de l'intercostal interne. Cette couche cellulo-graisseuse est donc presque en contact avec le tissu celluleux sous-pleural dont elle est simplement séparée par le mince feuillet aponévrotique qui recouvre la paroi postérieure interne du muscle composé de minces faisceaux. Comme les vaisseaux perforants sont accompagnés par une couche de tissu cellulo-graisseux, il en résulte que le tissu cellulaire superficiel du thorax communique avec celui au milieu duquel sont situés les vaisseaux, constituant là une voie toute tracée pour le cheminement du pus à travers la paroi.

A la partie postérieure et antérieure de l'espace se trouvent des loges remplies de tissu graisseux où sont situés les ganglions lymphatiques antérieurs et prévertébraux qui communiquent facilement en suivant le trajet des vaisseaux avec la surface du thorax, en avant, et la partie postéro-superficielle du dos en arrière.

Je terminerai en faisant une série de coupes de l'espace intercostal.

Une coupe faite au point où l'intercostal interne existe à peine nous montre, en allant de dehors en dedans, l'aponévrose, le muscle intercostal externe, une couche épaisse de tissu cellulo-graisseux où cheminent les vaisseaux et nerfs, le muscle intercostal interne à peine représenté par quelques faisceaux, l'aponévrose postérieure et, enfin, le tissu celluleux sous-pleural.

Une coupe pratiquée à la partie moyenne fait voir :

La peau ;

L'aponévrose ;

Muscle intercostal externe moins épais ;

Une tunique celluleuse franchement aponévrotique ; dans quelques cas, brillante et nacrée.

Le muscle intercostal interne comprenant entre ces faisceaux les vaisseaux et les nerfs.

L'aponévrose profonde très peu importante.

Le tissu celluleux sous-pleural.

CHAPITRE V

Pathogénie.

Dans les précédents chapitres, nous avons étudié le mode de propagation de la tuberculose en général, l'état de la plèvre dans la pleurésie tuberculeuse, puis nous avons montré l'existence de lymphatiques très développés dans les adhérences allant se rendre dans les espaces intercostaux, où ils rencontrent les lymphatiques de la paroi, pour aboutir aux ganglions dont nous avons donné la description. Mettant à profit les matériaux que nous avons accumulés dans ces articles, nous donnerons une explication logique à la fois des ouvertures de la pleurésie purulente tuberculeuse, de l'abcès sous-pleural, et de l'abcès froid de la paroi thoracique.

La pleurésie tuberculeuse purulente n'est, comme on le sait, qu'un vaste abcès froid. Elle peut se faire jour, soit à travers le poumon sous forme de vomique, soit à travers la paroi sous forme d'abcès froid. Dans le premier cas, la plèvre pariétale épaissie a résisté, et la dégénérescence tuberculeuse s'est produite surtout du côté du poumon, atteignant une bronche où s'est ouvert l'abcès ; dans le second cas, la plèvre pariétale a été ulcérée, détruite par cette même dégénérescence, la paroi elle-même n'a pas été respectée, l'abcès froid a été constitué. Comme nous l'avons dit, ce n'est pas au point le plus déclive que se fait la perforation, c'est souvent fort au-dessus et quelquefois même la pleurésie est vidée à l'extérieur, ce qui n'empêche pas un abcès de se former à la partie supérieure du thorax. Dans la pleurésie tuberculeuse ordinaire, le tubercule siège souvent sur la face costale de la plèvre pariétale, détermine un épanchement séreux de la cavité. Évoluant en quelque sorte en dehors, il se développe surtout dans le tissu cellulaire sous-costal, dans les adhérences pleurales et détermime un abcès froid sous-pleural qui ira s'ouvrir en des points presque constants : espace perforé antérieur, espace perforé postérieur, espace perforé latéral. Si nous nous reportons à ce que nous avons dit du mode de propagation de la tuberculose en général, nous voyons que c'est surtout par voie lymphatique qu'elle se propage, soit sous forme de lymphangite tuberculeuse, soit sous forme d'adénite tuberculeuse, le lymphatique afférent ne présentant dans ce cas aucune lésion, ayant simplement servi de voie de propagation. S'il s'agit de lymphangite tuberculeuse, on voit l'abcès sous-costal déterminé par la lésion pleurale gagner, par l'espace intercostal, sous forme d'une infiltration tuberculeuse, qui suit exactement le trajet lymphatique, pour atteindre les ganglions, soit latéraux, soit antérieurs, soit postérieurs. Ces ganglions qui, nous l'avons vu, sont situés au milieu des muscles enveloppés d'un tissu cellulaire lâche, deviennent caséeux, l'adénite intercostale est constituée. Nous trouvons dans la thèse de Sanchez Tolédo une observation très intéressante concernant ce mode de propagation.

Obs. 14 (communiquée par M. Queyrat).

Louise D..., 12 ans, entrée le 20 septembre 1886, à l'hôpital des Enfants-Malades (service de M. le professeur Grancher, salle Sainte-Geneviève, n° 2).

Antécédents héréditaires. — Père bien portant. Mère a été chloro-anémique, se porte bien quoique d'une complexion assez faible. Sept frères ou sœurs, 5 sont morts.

1° Un garçon à l'âge de 1 an par suite d'une inflammation d'intestins et d'un bronchite qui lui a duré sept mois.

2° Une fille, du croup, à 5 ans.

3° Un garçon, de convulsions, 6 jours après sa naissance.

4° Une fille, de faiblesse congénitale (?) à 9 mois.

5° Une fille, 2 heures après sa naissance.

Deux sont vivants.

1° Un garçon, bien portant.

2° Une fille, ayant eu une bronchite et depuis mal portante.

Antécédents personnels. — Venue à terme, nourrie au sein par une nourrice à la campagne jusqu'à vingt mois.

A marché à quatorze mois, a eu pendant longtemps de la gourme dans la tête. A part cela, aucun accident strumeux de l'enfance : ni maux d'yeux, ni maux de gorge, ni aucune fièvre éruptive.

En somme, elle venait très belle, très vigoureuse, très robuste, lorsqu'au mois de mai 1885, elle commença à s'affaiblir et à tousser. Au mois de décembre son état empira, sa toux devint plus fréquente, et il lui survint une violente douleur dans le côté droit. Un médecin appelé diagnostiqua une pleurésie sèche et prescrivit l'application d'un vésicatoire, des badigeonnages de teinture d'iode et du sirop d'iodure de fer.

Depuis cette époque, l'enfant ne s'est jamais remise et sa santé a été déclinant. Dans ces derniers temps, elle s'est considérablement affaiblie ; a maigri beaucoup, elle tousse de plus en plus, crache abondamment. Pas d'hémoptysie.

État actuel. — Enfant pâle, très amaigrie, présentant un facies légèrement terreux ; son intelligence est assez développée et elle répond assez nettement aux questions qu'on lui pose.

Elle n'est pas réglée. L'appétit est conservé ; la langue est nette. Pas de vomissements. Selles régulières.

A l'examen de la région cervicale, on constate tout d'abord au-dessus de chaque clavicule des ganglions hypertrophiés.

Ces ganglions durs, non douloureux, sont plus gros à droite qu'à gauche. Leur volume varie de celui d'un pois à celui d'une petite noisette. Le plus volumineux siège au-dessus de la partie moyenne de la clavicule droite. On trouve également à droite et à gauche, un ganglion sous-maxillaire répondant à l'angle de la mâchoire. Ce ganglion présente à gauche le volume d'un gros pois, à droite celui d'une aveline. Quelques ganglions occipitaux mais peu développés. Examinés comparativement les ganglions inguinaux ne sont pas anormalement développés ; il en est de même pour ceux de l'aisselle du côté gauche.

En revanche, il existe dans l'aisselle droite une tumeur ayant à peu près la forme et les dimensions d'un gros œuf de poule. Cette tumeur bosselée, douloureuse à sa partie inférieure, est constituée par une série de petites masses plus ou moins dures mais dont aucune n'est fluctuante. Elle mesure 8 centim. dans son grand diamètre qui est à peu près vertical et 6 centim. dans son diamètre antéro-postérieur.

En arrière, il existe un certain degré d'empâtement au niveau de la paroi scapulaire de l'aisselle et on constate un peu de gonflement et de douleur le long du bord spinal de l'omoplate de ce même côté. Ni l'enfant, ni ses parents ne peuvent préciser le début de cette tumeur axillaire.

La petite malade présente une légère dyspnée (30 R. par minute). Le décubitus latéral droit, le décubitus dorso-horizontal provoquent chez elle des quintes de toux de telle sorte qu'elle reste couchée presque constamment sur le côté gauche.

A l'examen du thorax, on s'aperçoit qu'il existe une douleur très vive à la pression même légère sur le pourtour de la demi-ceinture diaphragmatique droite. Cette douleur commence très exactement en avant au point où le bord externe du droit de l'abdomen rencontre le rebord costal ; elle se continue en arrière jusqu'à la colonne vertébrale. En haut, elle remonte jusqu'à deux travers de doigt au-dessus du rebord costal. En faisant comparativement sur cette zone douloureuse des piqûres d'épingle et des pressions plus ou moins fortes, il est facile de constater qu'il ne s'agit pas là d'une hyperesthésie cutanée, mais bien d'une douleur qui a pour siège les plans profonds.

Le bouton diaphragmatique existe très net à droite, les phréniques à la région carotidienne sont peu douloureux.

L'amplexation comparative des deux côtés dénote une notable augmentation de volume du côté droit. La palpation, la percussion et l'auscultation fournissent les résultats suivants :

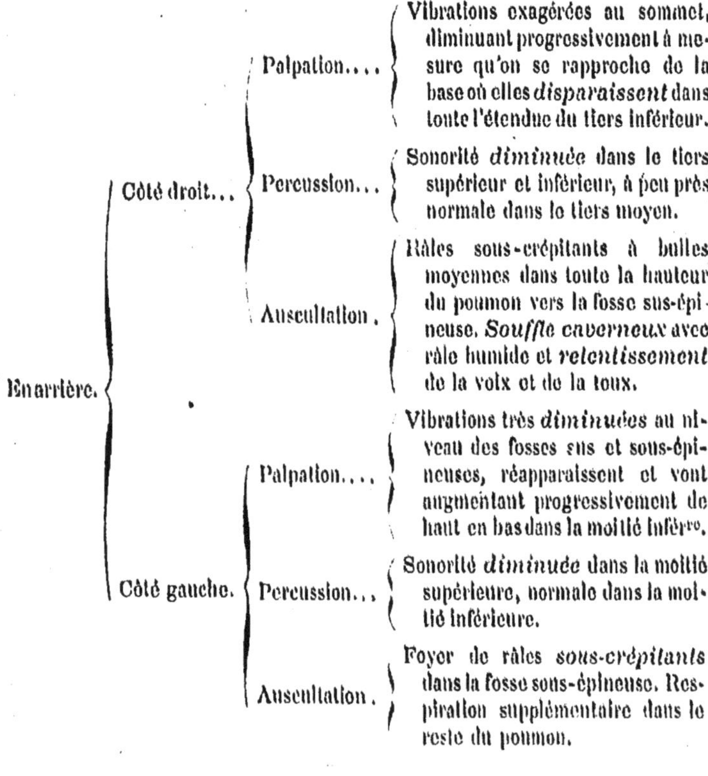

En arrière.	Côté droit...	Palpation....	Vibrations exagérées au sommet, diminuant progressivement à mesure qu'on se rapproche de la base où elles *disparaissent* dans toute l'étendue du tiers inférieur.
		Percussion...	Sonorité *diminuée* dans le tiers supérieur et inférieur, à peu près normale dans le tiers moyen.
		Auscultation.	Râles sous-crépitants à bulles moyennes dans toute la hauteur du poumon vers la fosse sus-épineuse. *Souffle caverneux* avec râle humide et *retentissement* de la voix et de la toux.
	Côté gauche.	Palpation....	Vibrations très *diminuées* au niveau des fosses sus et sous-épineuses, réapparaissent et vont augmentant progressivement de haut en bas dans la moitié inférre.
		Percussion...	Sonorité *diminuée* dans la moitié supérieure, normale dans la moitié inférieure.
		Auscultation.	Foyer de râles *sous-crépitants* dans la fosse sous-épineuse. Respiration supplémentaire dans le reste du poumon.

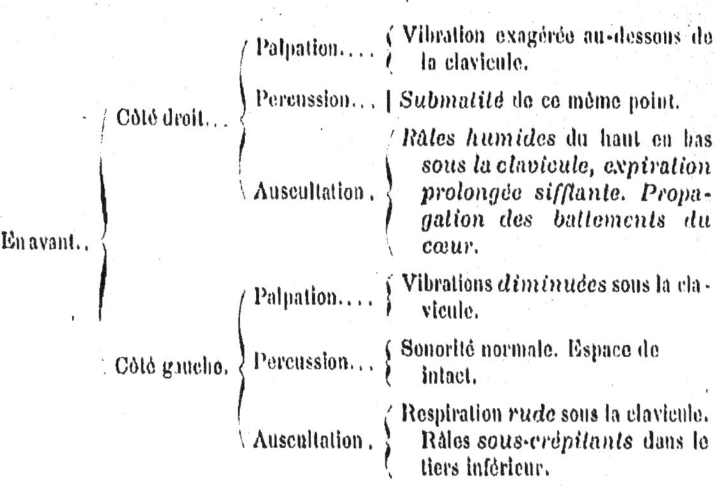

En avant..	Côté droit...	Palpation....	Vibration exagérée au-dessous de la clavicule.
		Percussion...	*Submatité* de ce même point.
		Auscultation.	*Râles humides* du haut en bas *sous la clavicule, expiration prolongée sifflante. Propagation des battements du cœur.*
	Côté gauche.	Palpation....	Vibrations *diminuées* sous la clavicule.
		Percussion...	Sonorité normale. Espace de intact.
		Auscultation.	Respiration *rude* sous la clavicule. Râles *sous-crépitants* dans le tiers inférieur.

La toux fréquente, parfois quinteuse, s'accompagne d'une expectoration muco-purulente assez abondante. L'examen des crachats y décèle la présence de bacilles caractéristiques ; ils sont peu nombreux mais très nets. Pas d'hémoptysie.

Rien au cœur. Pouls fréquent, régulier, identique aux deux radiales, 140 pulsations à la minute.

Du côté des viscères abdominaux nous n'avons pas constaté de dilatation gastrique ; le foie est augmenté de volume et déborde de deux travers de doigt le rebord costal ; la rate est également hypertrophiée et donne une zone de submatité de 4 centim. carrés.

Les urines sont normales,

Quant à la température, elle oscille assez irrégulièrement entre 37° et 40°, présentant quelquefois d'une façon constante une exacerbation vespérale.

En présence de ces symptômes il est bien évident qu'il s'agit là d'une tuberculose avérée, d'une tuberculose avec localisation bilatérale plus accusée à droite.

Mais y a-t-il une relation à établir entre la tuberculisation des poumons et les adénopathies que présente cette malade, en particulier l'adénopathie si marquée de l'aisselle droite ?

Une question préjudicielle à résoudre était de savoir si la petite malade n'était pas atteinte de leucocythémie, étant donnée surtout l'augmentation de volume de la rate.

Or, l'examen des globules sanguins, fait par M. Lhomme, préparateur au laboratoire de M. Grancher, permet d'écarter cette hypothèse : la malade n'est pas leucocythémique. En effet, la numération de ces globules fournit le résultat suivant :

Hématies..	3.317.000
Leucocytes..	13.000

C'est-à-dire 1 globule blanc pour 255 globules rouges.

Faut-il admettre une simple coexistence d'une adénite axillaire avec la phtisie? Cette hypothèse semble difficilement admissible, si l'on réfléchit :

1° Que l'adénite existe du côté où le poumon est le plus touché ;

2° Qu'il existe en même temps qu'une adénite axillaire, une adénite sus-claviculaire et sous maxillaire du même côté.

Il paraît donc bien plus logique de subordonner à la lésion tuberculeuse du poumon, la lésion ganglionnaire et de voir là un rapport de cause à effet.

Telle est d'ailleurs l'opinion de M. Grancher. Pour lui, il s'agit là d'une adénopathie tuberculeuse de l'aisselle, consécutive à la tuberculose pulmonaire, quelles que soient d'ailleurs les voies de propagation, plèvre ou ganglions trachéo-bronchiques.

Traitement. Huile de foie de morue, potion avec 10 gram. de rhum et 2 gram. d'extrait mou de quinquina, viande crue, badigeonnages à la teinture d'iode en avant et en arrière.

Dans les jours qui ont suivi, les modifications suivantes se sont produites dans l'état de notre petite malade :

La douleur du côté a été s'atténuant; le 10 novembre la malade peut se coucher sur le côté droit.

De même la douleur au niveau de la tumeur axillaire a beaucoup diminué.

En revanche l'état du poumon droit s'est aggravé de jour en jour. Le souffle caverneux a augmenté de rudesse et d'intensité; le retentissement de la voix et de la toux est devenu plus accusé et dès le 15 novembre nous avons pu nettement percevoir, au-dessous de la clavicule droite, le bruit de pot fêlé. La malade tombe petit à petit dans le marasme; elle meurt le 17 novembre.

Autopsie, le 19 décembre. — A l'ouverture de l'abdomen il s'écoule une certaine quantité de sérosité louche pouvant être évaluée environ à 2 ou 3 verres. Cette sérosité contient en suspension des débris floconneux assez abondants. Pas d'inflammation péritonéale, non plus que de granulations tuberculeuses.

Foie. — Gros, pesant 1,180 gr.; sur plusieurs coupes de l'organe on constate la présence de granulations tuberculeuses.

Rate. — Volumineuse, pesant 100 gr. Elle présente quelques plaques de périsphénite et renferme un grand nombre de noyaux tuberculeux dont les plus gros ont le volume d'un pois, les plus petits celui d'un grain de chenevis.

Ganglions mésentériques. — Très hypertrophiés (volume d'une amande ou d'une noix). La plupart sont caséeux.

Reins. — Normaux.

Dans toute l'étendue de l'intestin il existe des ulcérations arrondies, déchiquetées, profondes; elles sont particulièrement nombreuses au niveau de l'appendice vermiforme et dans l'intérieur de cet appendice.

Cerveau et méninges. — Sains.

Cœur. — Normal.

Poumons et plèvres. — A l'ouverture du thorax, on constate que les poumons des deux côtés sont fortement adhérents à la paroi. Les adhérences du poumon gauche se laissent rompre assez facilement; quant à celles du poumon droit, elles sont tellement résistantes qu'il existe une symphyse pleuro-pulmonaire complète et que l'on ne peut extraire le poumon droit qu'en décollant la plèvre pariétale de la paroi costale.

Du côté des poumons, lésions de tuberculose banale ; énorme caverne du sommet droit ; infiltration du reste de l'organe.

A gauche, infiltration du sommet, congestion très marquée du lobe inférieur.

De plus, il existe une adénopathie trachéo-bronchique considérable portant sur les ganglions prétrachéo-bronchiques, et les ganglions sous-bronchiques. Ces ganglions, indurés, caséeux, présentent un volume qui varie entre celui d'une noisette et celui d'un petit œuf. Ils constituent une masse énorme dans laquelle sont englobés les gros vaisseaux de la base du cœur, la trachée, les bronches et les organes du médiastin postérieur. Cette particularité est d'autant plus intéressante qu'à aucun moment la malade n'a présenté les troubles fonctionnels que l'on observe parfois dans l'adénopathie trachéo-bronchique.

Ces ganglions se continuent par une chaîne ininterrompue avec trois ganglions sus-claviculaires qui sont reliés, eux-mêmes, par deux petits ganglions à la masse ganglionnaire de l'aisselle.

Celle-ci est constituée par une agglomération de ganglions durs, très hypertrophiés, caséeux, et ayant dans leur ensemble le volume d'un gros œuf de poule.

Il existe en outre de nombreux ganglions intercostaux tant à droite qu'à gauche, particulièrement au niveau des quatrième, cinquième et sixième espaces. Ils ont environ le volume d'un pois ou d'une noisette.

On distingue très nettement dans les premier, deuxième et troisième espaces intercostaux gauches des traînées de lymphangite tuberculeuse. (Voy. pl. I, II, III, thèse de Sanchez Toledo.)

Cette adénite intercostale peut être antérieure ou mammaire, latérale, postérieure ou prévertébrale. Elle subira l'évolution ordinaire des adénites tuberculeuses et déterminera la production d'un abcès froid qui sera, dans ce cas, primitivement intercostal. Le pus tendra à se faire jour au dehors, mais bridé en dedans et en dehors par les muscles intercostaux, il aura tendance à suivre le trajet des vaisseaux, fusera dans différentes directions. Une voie d'échappement du pus formé lui sera offerte par les espaces perforés que nous avons signalés, d'où l'explication logique, anatomique, du siège des abcès. Les parois de l'espace perforé seront détruites et quelquefois l'ouverture qui fait communiquer les deux poches sera assez considérable. Mais le plus souvent ce sera sous forme de fongosités que se propagera par ce trajet la tuberculose à la face externe de la poitrine.

Ce mode de propagation nous explique comment il se fait que la côte est souvent saine à l'extérieur et que la lésion visible et facilement appréciable de la côte se trouve au niveau soit du bord supérieur, soit du bord inférieur de l'espace.

Dans un autre type de tuberculose pleurale les faits se passent différemment. Il s'est formé sous la plèvre un abcès froid qui, évoluant suivant la loi générale de ces abcès, progresse en détruisant successivement sa paroi à mesure que le tubercule envahit les tissus voisins, périoste, os, muscles, etc. Sa paroi externe peut résister quelquefois longtemps, l'abcès peut s'étaler au milieu du tissu cellulaire sous-pleural et déterminer des lésions sur différentes côtes avant d'atteindre la paroi externe de la cage thoracique et d'y produire des fongosités qui s'y présentent au début sous la forme d'un petit noyau souvent très peu volumineux. C'est dans ces cas qu'on est tout surpris de trouver, après avoir incisé la gomme superficielle, un vaste abcès sous-costal. D'autres fois, l'abcès évolue d'une façon tout autre, et c'est brusquement, comme le montrent quelques observations, que l'abcès se fait jour sous la peau; dans ce cas il a usé petit à petit la paroi pour s'épancher rapidement dans le tissu cellulaire sous-cutané; les pleurésies purulentes tuberculeuses se conduisent généralement ainsi.

Dans les cas que nous venons de passer en revue, nous nous sommes occupé de lésions primitivement pleurales, mais il est un autre mode de formation des abcès froids, c'est l'ouverture d'une caverne tuberculeuse.

La caverne, véritable abcès froid, détruit à la fois les adhérences pleurales et la paroi, précédée d'ailleurs souvent par une lésion lymphatique comme le montrent les adénites sus-cervicales et axillaires étudiées par Sanchez Toledo, et s'étend peu à peu aux tissus voisins pour aboutir enfin à la peau ; là elle peut continuer à suivre l'évolution de l'abcès froid descendant ordinairement, parfois sur une longue étendue, pour s'ouvrir enfin à l'extérieur faisant communiquer alors l'air extérieur avec la caverne et constituant une fistule pleuro-broncho-cutanée. Le trajet cutané de la fistule peut atteindre une longueur de 20 centimètres.

Si nous résumons la pathogénie des abcès froids des parois thoraciques, nous dirons : 1° Il y a des gommes tuberculeuses du tissu cellulaire, forme rare. 2° Les abcès froids tenant à une périostite externe n'existent pas.

La plus grande majorité sont dus soit aux ostéites tuberculeuses, soit à des pleurésies tuberculeuses, soit à des cavernes tuberculeuses ; à une certaine période de leur évolution, il sera difficile de reconnaître à quelle classe appartient l'abcès. En effet, une gomme du tissu cellulaire peut, en envahissant les lymphatiques, atteindre les ganglions intercostaux, médiastinaux et prévertébraux, puis déterminer une lésion profonde et atteindre la plèvre qui devient tuberculeuse secondairement. Il en est de même dans le cas d'ostéite ; néanmoins si l'on songe à la fréquence considérable de la pleurésie, et surtout si l'on admet que la plupart des pleurésies sont tuberculeuses, on doit, ce me semble, toutes les fois que chez un individu atteint même anciennement de pleurésie, on voit apparaître un abcès thoracique, penser à une origine primitivement pleurale. Les autopsies de Kelsch et Vaillard, les observations de Sanchez Toledo, celles que nous avons recueillies, montrent dans nombre de cas d'une façon absolue ce mode de formation des abcès froids du thorax.

Obs. 15 (personnelle), recueillie dans le service de M. Berger.

Le nommé C..., âgé de 29 ans et demi, maroquinier, occupe, salle Chassaignac, le lit n° 21.

Antécédents héréditaires. — Son père, âgé de 65 ans, a toujours légèrement toussé et a même eu des hémoptysies en 1870. Mère morte de tuberculose. Un frère est mort de diphtérie. Les deux sœurs sont bien portantes.

Antécédents personnels. — Dans son enfance, il a joui d'une excellente santé. En 1889, il a eu la grippe mais quelque temps auparavant il avait eu des hémoptysies qui se sont renouvelées fréquemment depuis cette époque.

Il y a sept semaines environ, sans ressentir aucune douleur il a vu se développer à la région postérieure du dos une petite tumeur. A la suite d'un effort, dit-il, peu de temps après, une nouvelle tumeur apparaissait sur les parties latérales ; petites au début, elles ont grossi lentement, progressivement.

État actuel. — Nous trouvons trois tumeurs, l'une siège au niveau de l'appendice xiphoïde, elle est peu développée, non douloureuse ; la deuxième est latérale et s'étend à deux travers de doigt au-dessous du mamelon jusqu'à quatre travers de doigt au-dessus du bord inférieur du thorax ; elle est molle, fluctuante, douloureuse, au niveau des cinquième, sixième et septième côtes ; la cinquième côte est épaissie. La longueur de cette poche tuberculeuse est de 11 centim. Sa largeur de 9 centim., elle est distante de la ligne médiane de 7 centim. Les points épaissis, douloureux des côtes sont situés le long de la ligne axillaire.

La troisième tumeur est fluctuante ; elle est allongée dans le sens vertical et occupe une étendue de 17 centim. ; 7 centim. la séparent de la crête vertébrale, 8 de l'épine de l'omoplate. Elle repose sur les trois dernières côtes ; la douzième est douloureuse. Cet abcès postérieur apparu au niveau de la septième vertèbre dorsale et s'est développé de haut en bas.

Il n'y a pas de modification à la toux, pas de réductibilité à la pression.

Auscultation. — Côté gauche peu de chose, à part quelques craquements au sommet.

Côté droit. — Au sommet, respiration rude et légèrement soufflante, quelques craquements. Résonnance de la voix, absence de murmure vésiculaire à la partie inférieure du thorax, quelques frottements pleuraux au-dessous de l'angle de l'omoplate.

Percussion. — Côté gauche, normal.

Côté droit. — Dans toute la région occupée par les abcès froids, il y a de la matité ; les vibrations thoraciques sont abolies en certains points, diminuées en d'autres.

Opération, le 21 septembre, par M. Poirier, aidé de M. Souligoux.

M. Poirier débute par l'abcès latéral ; une longue incision de 15 centim. environ, transversale, est faite à la peau avec précaution, car l'opérateur désire enlever la poche si faire se peut. La paroi est disséquée avec beaucoup de peine car le derme est envahi et fait corps avec elle ; aussi, malgré beaucoup de précautions et l'habileté opératoire du chirurgien, la paroi est percée et il s'écoule une quantité de pus. La poche vidée, la paroi enlevée, on ne trouve qu'avec beaucoup de peine un point où l'os est dénudé, mais à cet endroit apparait un trajet rempli de fongosités qui s'avance d'avant en arrière, cheminant entre les deux muscles intercostaux interne et externe. M. Poirier nettoie ce foyer à la curette tranchante ; on aurait pu espérer que la lésion s'arrêtait là. Sur ma demande, il incise la paroi supérieure de ce canal fongueux et, après une hémostase soignée, nous voyons un nouveau trajet fongueux perforer le muscle intercostal interne et gagner l'espace sous-pleural. Le muscle intercostal interne est enlevé et nous assistons alors à une véritable démonstration pathologique de l'évolution des abcès froids telle que je l'ai indiquée dans certains cas. La face interne de l'intercostal interne était remplie de fongosités ; celles-ci enlevées, nous nous trouvons en présence de la plèvre épaissie sur laquelle on remarque une série de pertuis remplis de fongosités qui, grattées avec la curette tranchante, laissent à nu de véritables canaux dans l'intérieur de cette plèvre pariétale considérablement augmentée de volume.

Deux côtes ont été enlevées sur une étendue de 10 centim. Elles ne présentaient de lésions qu'au niveau du bord supérieur déjà signalé, où se faisait la communication entre l'abcès froid superficiel et la tuberculose pleurale.

L'abcès antérieur ou plutôt ce que nous avons pris pour un abcès antérieur, est incisé, mais il n'y avait pas là de lésions tuberculeuses ; nous avons été induits en erreur par le muscle droit antérieur de l'abdomen qui faisait, à ce niveau, une saillie anormale. L'opération ayant naturellement duré longtemps. M. Poirier renvoie l'incision de l'abcès postérieur à une période plus éloignée.

Que M. Poirier me permette de le remercier ici de cette observation si importante qui, à elle seule, peut faire conclure à l'existence d'une lésion pleurale primitive ayant précédé l'abcès thoracique. Il est d'ailleurs certain que si, dans nombre d'abcès froids, on poursuivait les trajets fongueux jusqu'à leur extrême limite, et si on ne s'arrêtait pas en route, l'on trouverait beaucoup de cas semblables au précédent.

Nous avons opéré l'abcès postérieur environ un mois après. Une longue incision verticale de 15 centim. a conduit sur un vaste abcès, dont la paroi est incisée. Dans la poche, qui contenait environ un litre de pus, on trouve une côte dénudée, cariée au point qu'il existait une fracture spontanée. Le fragment vertébral de la côte avait une longueur qui ne dépassait pas trois centimètres. C'était bien là le type de l'abcès d'origine osseuse, personne n'aurait pu en douter. Conduit cependant par cette idée, que nombre d'abcès froids sont d'origine pleuro-pulmonaire, je priai M. Poirier de vouloir bien examiner la région profonde de la poche, et de voir s'il n'existait pas un de ces pertuis qui dans l'opération de l'abcès antérieur nous avaient conduit dans la plèvre. En effet M. Poirier découvre un orifice assez grand, rempli de fongosités; avec le doigt indicateur, il en augmenta l'étendue, et il finit par découvrir que dans le poumon même existait une caverne pulmonaire qui communiquait par suite avec l'abcès thoracique.

Sans hésitation la poche fut curettée avec la curette tranchante, la côte réséquée, le foyer drainé.

Résultats opératoires. — Dès que l'opération fut faite, quelques jours après le malade constata qu'il engraissait, son facies de pâle et terne devint coloré et en un mois il augmenta de 20 livres. Le drain de gaz iodoformée fut enlevé au bout de 15 jours, la fistule postérieure guérit très vite ; la fistule antérieure persista plus longtemps ; mais à l'heure actuelle, le malade est complètement guéri.

Étiologie et pathogénie. — Si nous analysons cette observation, que voyons-nous ? Un homme, atteint de grippe et de pleurésie quatre ans au paravant, a eu deux abcès froids. Avec Gaujot les uns diraient : Périostite externe pour l'abcès antérieur puisqu'il n'y avait pas de lésion osseuse.

Avec la plupart des auteurs les autres penseraient que l'abcès postérieur où nous avons constaté une carie costale est dû à cette lésion osseuse.

Quant à moi, en me basant sur l'étude clinique de cet homme, en envisageant l'évolution de sa tuberculose, en constatant les rapports anatomiques entre les lésions pleuro-pulmonaires et les lésions de la paroi, je dirai ceci : Cet homme a eu une tuberculose pleuro-pulmonaire ; en avant, il s'est formé une lymphangite tuberculeuse qui a déterminé l'abcès froid ; en arrière il y a eu probablement une adénite tuberculeuse qui, évoluant lentement, détermina la formation d'un abcès qui ne respectant rien devant lui, ulcérant les parties molles, et même les os, finit par se faire jour au dehors et faire saillie sous la peau.

En un mot : il s'agit d'abcès froid d'origine primitivement pleuro-pulmonaire.

Les deux observations qui vont suivre, recueillies à l'autopsie, montrent l'évolution de ces abcès à une période où ils sont encore sous-costaux où l'os est pas intéressé dans ses couches profondes, où le périoste seul commence à être envahi par quelques granulations tuberculeuses.

Obs. 16, recueillie par M. Bezançon, interne du professeur Cornil.
Salle Saint-Louis, n° 22.

Homme, âgé de 40 ans, d'aspect vigoureux.

Ce malade, depuis 1887, a eu une série de bronchites avec oppression vive qui l'empêchaient de se livrer à ses occupations ; il a peu maigri et n'a pas eu d'hémoptysies.

A son entrée à l'hôpital, le 30 septembre, il présente l'aspect d'un cardiaque asystolique : œdème des jambes gagnant l'abdomen, lèvres et lobule du nez cyanosés, dyspnée intense, toux fréquente, expectoration visqueuse de congestion pulmonaire.

L'examen de la poitrine montre cependant : de la matité dans la fosse sus-épineuse et sous-claviculaire gauche avec respiration soufflante et râles sous-crépitants ; dans le reste du côté gauche, respiration affaiblie avec, à la base, une zone de râles sous-crépitants ; à droite, diminution du son sous la clavicule, respiration rude, quelques râles sous-crépitants, respiration affaiblie dans le reste du poumon, zône de râles sous-crépitants.

État du cœur. On perçoit mal le choc de la pointe, mais au niveau de la base de l'appendice xiphoïde, il existe un souffle systolique qui disparait lorsqu'on se rapproche de l'aisselle.

Faux pouls veineux des jugulaires.

Foie un peu augmenté de volume.

Le malade est mis au régime lacté et à la caféine ; le lendemain, le souffle a disparu, la dyspnée a diminué, de même que l'œdème des membres inférieurs. Au bout de quelques jours, le malade étant très amélioré, on cesse la caféine.

Le lendemain, le souffle reparait avec ses caractères et, depuis, à volonté on faisait disparaître le souffle tricuspidien selon qu'on lui rendait ou lui supprimait la caféine.

15 octobre. Le malade ayant eu des vomissements et des douleurs gastriques, on dut cesser la caféine et essayer la convallaria, mais sans succès ; le souffle tricuspidien persiste, l'œdème reparait et va croissant, la congestion pulmonaire, la cyanose sont de plus en plus accentuées. Le malade meurt le 5 novembre.

AUTOPSIE. — Adhérence complète du poumon gauche à la paroi. Broncho-pneumonie tuberculeuse avec sclérose de la base. On trouve les mêmes lésions à droite, mais moins avancées. En somme, phtisie fibreuse.

Cœur. Symphyse cardiaque, dilatation du cœur, surtout du ventricule droit, dont l'orifice tricuspidien a 16 centim. Rien aux autres orifices.

Foie muscade.

Reins congestionnés, violacés.

La plèvre pulmonaire est complètement adhérente à la plèvre pariétale. Elle est considérablement épaissie, elle a 2 centim. au moins d'épaisseur. On trouve au milieu de la plèvre ainsi modifiée des tubercules, les uns guéris, les autres en voie d'évolution caséeuse. Au niveau du troisième espace intercostal gauche, au milieu des adhérences, se voit un vaste abcès sous-costal, contenant environ un demi-verre de pus. La paroi incisée, on a beau examiner la paroi costale, il est impossible d'y découvrir la moindre lésion. Le périoste seul commence à se laisser envahir par des granulations tuberculeuses. La pièce a été présentée à la Société anatomique.

C'est un cas très net, sans discussion possible, d'abcès froid sous-pleural sans lésion osseuse.

Obs. 17. — *Abcès froid sous-costal.*

En assistant à l'Hôtel-Dieu à l'autopsie d'un tuberculeux, j'ai trouvé un abcès sous-costal. Il n'y avait aucune lésion osseuse, comme je l'ai montré à M. Guinon. L'abcès était non seulement sous-pleural, mais on voyait une série de pertuis qui conduisaient dans un abcès situé au milieu des adhérences pleurales. Ce cas trouvé à l'autopsie ne rappelle-t-il pas d'une façon absolue, celui du nôtre, opéré avec M. Poirier.

Obs. 18. — *Abcès froid d'origine ganglionnaire.*

Dans le service de M. le professeur Tillaux, j'ai eu l'occasion d'assister à l'évolution d'un abcès froid ganglionnaire de la région sus-claviculaire et de la région axillaire (creux sous-claviculaire).

Cet homme, âgé de 47 ans, tuberculeux pulmonaire, avait vu, un mois environ avant son entrée à l'hôpital, salle Velau, un ganglion survenir, dur, puis fluctuant. Au moment où nous le voyons, il existe dans le creux sus-claviculaire une tumeur molle, fluctuante, la peau qui le recouvre est rouge et amincie.

La région axillaire est soulevée par une nappe purulente, et comme le constata M. Tillaux, les deux poches ne communiquent pas l'une avec l'autre. En pressant sur la poche axillaire, on la vit se réduire, ce qui donnait à penser qu'il existait un pertuis conduisant dans le thorax. Bref, on fit la ponction de l'abcès sus-claviculaire.

Malgré tous les soins dont fut entouré le malade, il mourut de tuberculose pulmonaire, un mois après.

A l'autopsie j'ai constaté : l'absence de lésions osseuses. L'abcès sus-claviculaire était dû à une adénite tuberculeuse, ayant pour point de départ le poumon infecté ; les deux poches à ce moment communiquaient par un trajet situé sous la clavicule.

Nous avons eu affaire à la variété abcès froid d'origine ganglionnaire.

Observations d'abcès froids du thorax d'origine pleuro-pulmonaire.

Obs. 19, recueillie dans le service de M. Peyrot. — *Pleurésies tuberculeuses avec fistules pleurales persistantes.*

La nommée Marie B..., âgée de 42 ans, entrée le 15 août 1891 ; opérée 26 août, décès 26 août.

Pleurésie purulente avec poche sous-cutanée, située sous le sein gauche. Ablation de huit côtes.

La malade a toujours toussé. Jamais d'enfants.

Fin novembre, en déménageant, elle a froid, frissons et enfin pleurésie. Ponction en janvier; il s'écoule du pus, à la suite trajet fistuleux suppurant, qu'on incise et qu'on gratte au mois d'avril.

Depuis cette époque état à peu près stationnaire; il s'écoule toujours beaucoup de pus.

Bien qu'amaigrie, la malade se lève et présente un état général assez bon.

Obs. 20. — *Pleurésie purulente tuberculeuse. Empyème puis Estlander en 1885. Deuxième opération d'Estlander la même année. Pas d'amélioration de l'état local quatre ans après.* (Thèse Thiéry.)

J. G..., 29 ans, maçon; entré le 27 février 1885, salle Broca, n° 6, service de M. Polaillon.

Antécédents héréditaires. — Nuls.

Antécédents personnels. — Le malade a eu au mois de juin 1884, une pleurésie purulente tuberculeuse qui a nécessité plusieurs ponctions. L'état général du malade est très mauv[illegible] ce moment.

Empyème le 24 février 1885

Estlander (trois côtes), le 21 mars 1885.

Deuxième Estlander (quatre côtes), le 16 octobre 1885.

Le 28 mars 1887, il reste encore une fistule. On fait un pansement de Lister et des lavages phéniqués; l'état général est satisfaisant, le drain a encore 10 centimètres; le malade sort le 1er avril 1887.

Nous le recherchons en 1889 et 1890. La santé générale est bonne, mais les trajets fistuleux subsistent toujours.

Obs. 21. — *Pleurésie purulente tuberculeuse. Ponctions, empyème en 1885; deux opérations, troisième opération d'Estlander en 1887 Résultat incomplet.* (Thiéry, *loc. cit.*)

A. M..., âgé de 27 ans, boulanger, né à Mulhouse; entré à l'hôpital de la Pitié, salle Broca, n° 30, service de M. Verneuil, le 6 avril 1886.

Cet homme, atteint d'une pleurésie purulente tuberculeuse du côté gauche ayant débuté en février 1885, avait été soigné chez M. Peter, du 20 mars 1885 au 4 avril 1886. Deux ponctions ayant donné, la première 4 litres de pus, la seconde 1 litre; puis empyème le 28 mai 1885.

Il entre dans le service de M. Polaillon le 6 avril 1886 et, le 15 du même mois, on fait l'opération d'Estlander (3 côtes); une deuxième fois, le 24 juin (4 côtes); une troisième fois, le 2 août 1887 (3 côtes); en même temps on extrait un drain qui était resté depuis l'empyème pratiqué dans le service de M. Peter. Le malade quitte l'hôpital pour aller à Vincennes le 4 octobre 1887 ; à sa sortie il présente encore une petite fistule donnant un peu de pus.

L'état général est assez bon, mais la fistule est persistante.

Obs. 22. — *Pleurésie purulente. Empyème puis Estlander. Accidents graves probablement d'origine réflexe après une injection intra-pleurale. Suppuration persistante et fistule. Pas de guérison.* (Thiéry, *loc. cit.*)

I. G..., âgé de 39 ans, infirmier, entre le 6 février 1888, salle Saint-Pierre, n° 21, service de M. Lefort, à Necker.

Ce malade, anciennement soigné dans ce service, avait été opéré en avril 1885 d'un empyème par M. Le Fort ; en février 1886, il subit l'opération d'Estlander. Il a été envoyé 4 ou 5 fois à Vincennes et a toujours été renvoyé dans le service. Il porte actuellement du côté droit une fistule pleurale qui suppure peu, il existe une cavité assez volumineuse (la mensuration donne environ 100 gr. de liquide).

L'état général est d'ailleurs assez satisfaisant.

7 février. A la suite d'une injection d'eau pure dans la cavité (environ 80 gr. de liquide) le malade prend soudain un aspect asphyxique : cyanose des lèvres et des extrémités, il tombe en arrière comme une masse. La respiration et le pouls se maintiennent, la respiration est sterneuse. Quelques minutes après le début des phénomènes de syncope, le pouls donne 132 pulsations ; dilatation des pupilles, raideur musculaire, sueurs abondantes ; on met des sinapismes aux jambes.

Dans l'après-midi (vers 3 heures) le malade est pris de vomissements très abondants ; il a uriné sous lui ; n'est pas allé à la selle et n'a pas mangé. Il essaye de parler et peut seulement dire qu'il souffre beaucoup et « mon Dieu ». Il est pris de trépidation épileptoïde et tellement agité que l'on appelle vers 11 heures du soir, l'interne de garde qui lui fait une piqûre de morphine.

Le 8. Même état comateux. Les bras retombent inertes quand on les soulève mais le malade peut remuer les jambes spontanément. Les paupières sont demi-closes, il pousse de temps en temps un gémissement. Il ne prend ni aliments, ni boissons.

Le 9. Dans la matinée le malade répond à nos questions, mais péniblement. Il a de l'obtusion des sens et de l'intelligence, les objets tournent devant ses yeux, il lève péniblement les bras et les jambes ; la fièvre dure encore, sa langue est sèche, il a pris une cuillerée de solution de chloral (1/2 gr. environ) et un peu de Tood.

Le 10. Le malade va mieux, il mange et est même un peu agité. Il répond bien aux questions qui lui sont adressées. Il meut ses membres, prend 2 gr. de chloral et un potage. Il va à Vincennes le 27 août 1888.

Il reste quatre semaines à Vincennes, rentre à Necker où il restequinze jours, rentre à Vincennes pendant quatre semaines et revient chez M. Le Fort le 7 novembre 1888. Il a beaucoup engraissé, ses jambes sont faibles, il a de la peine à marcher, les mains suent beaucoup surtout la gauche.

Le malade a été revu chez M. Verneuil en mai 1889. Tous les doigts sont renflés à leur extrémité et l'on observe des troubles trophiques des ongles. Il porte toujours sa fistule thoracique qui laisse écouler un pus abondant. L'état général est bon, le malade est toujours gras. Il marche bien, mais il souffre d'une impotence relative des doigts.

La fistule thoracique persiste avec écoulement abondant de pus ; l'état général est toutefois assez bon et le malade obtient son placement à l'hôpital Laënnec.

Obs. 23. — *Carie costale, pleurésie purulente, fistule persistante.* (Thiéry, *loc. cit.*)

C. B..., 38 ans, marinier, entré le 29 novembre 1887, salle Broca, n° 45, service de M. Polaillon.

Antécédents. — Nuls. Le malade est atteint d'une pleurésie purulente gauche tuberculeuse, consécutive (?) à une carie costale siégeant vers la sixième ou septième côte ; la fistule persistante a été rebelle à tous les moyens de traitement employés, résection, grattage, etc. ; le malade se résigne à ne pas se faire opérer à nouveau.

Le malade sort le 12 décembre sur sa demande.

Obs. 24. — *Pleurésie tuberculeuse, fistule pleurale. Empyème. Résection des côtes. Pas d'amélioration. Opération d'Estlander, suppuration persistante. Fistules. Electrolyse. Fistule persistance.* (Thiéry, *loc. cit.*)

I. F..., 23 ans, maréchal-ferrant, entre le 26 septembre 1886 à l'hôpita Necker, service de M. Le Fort, salle Saint-Pierre, n° 9.

Antécédents héréditaires. — Rien de particulier.

Antécédents personnels. — Le malade se rappelle avoir eu dans son enfance des croûtes dans les cheveux ; à part cela santé toujours excellente jusqu'en 1882.

Début. — Au mois d'avril 1882, le malade se refroidit en sortant du bal, le lendemain il a un point de côté, des frissons ; pendant les trois ou quatre jours suivants, il n'a point interrompu ses occupations ; ce n'est que le cinquième ou sixième jour qu'il a fait appeler un médecin. Celui-ci aurait diagnostiqué une pleuro-pneumonie. Le malade garde le lit pendant 50 jours. Trois mois après le début de la maladie, il remarque au niveau des dernières côtes gauches une tumeur du volume d'une grosse noix. Son médecin lui dit qu'il n'y a pas lieu d'intervenir, et le 15 juillet il s'abcède spontanément donnant issue à un verre de pus environ.

Une fistule pleurale s'établit alors et se ferme spontanément vers le mois de décembre 1882; mais peu de temps après, un second abcès apparait au-dessous du sein et s'ouvre bientôt spontanément; il en résulte une seconde fistule pleurale qui persiste pendant de longs mois.

Septembre 1883. La suppuration semble diminuer pendant quelques jours, mais en même temps le malade remarque que ses crachats contiennent du pus. Son état reste stationnaire jusqu'au mois de juillet.

Juillet 1884. A ce moment, il s'aperçut qu'un nouvel abcès se formait à peu près au même niveau que le premier, et alors il se décide à venir à Paris.

Août 1884. Il entre dans le service de M. Kirmisson, suppléant de M. Verneuil, qui ouvre l'abcès le 6 août.

Le 22. Empyème puis résection de quatre petits fragments de côtes, lavages phéniqués. La cavité contenait de 500 à 600 gr. de liquide avant l'opération. L'état du malade s'améliore notablement, la fistule bronchique se ferme et il retourne dans son pays le 29 octobre 1884 ; il fait alors, comme le lui prescrivit M. Kirmisson, des lavages à l'alcool camphré simple tous les deux jours et une injection de teinture d'iode au quart deux fois par semaine.

Quelques mois après le malade trouva son état sensiblement amélioré, cependant il conserve toujours un double drain pour assurer l'écoulement du pus.

26 septembre 1885. Un an environ après son séjour à Paris, le malade revient trouver M. Kirmisson, non que son état se soit aggravé, mais parce qu'il désire une guérison complète.

On constate alors que la poche ne contient plus que 110 gr. de liquide elle a donc considérablement diminué depuis la première entrée du malade à l'hôpital.

Le 29. On fait l'opération d'Estlander avec résection de huit côtes ; très peu de fièvre les jours suivants. On a laissé le jour de l'opération six petits drains dans la plaie ; on essaie de les enlever tous peu à peu, mais on reconnait qu'il est indispensable d'en laisser un pour assurer l'écoulement du pus qui continue à être assez abondant.

26 novembre 1885. Le malade sort de l'hôpital et retourne dans son pays pour la seconde fois. Rentré chez lui il continue ses injections de teinture d'iode au quart deux fois par semaine. Son état de santé devient de plus en plus satisfaisant. Au bout de quatre mois les injections iodées ne sont faites qu'une fois par semaine pendant quelque temps, ensuite tous les quinze jours. Au mois de mai 1886, l'état du malade est sensiblement amélioré et il peut reprendre ses occupations sans trop se fatiguer; mais le malade continue ses injections pendant dix-huit mois environ; ensuite il finit par les abandonner tout à fait, il lave le trajet avec de l'eau tiède tous les quinze à vingt jours. Son état général est d'ailleurs aussi satisfaisant que possible. C'est à peine s'il tousse un peu pendant l'hiver; il a repris son travail, il reste chez lui pendant près de deux ans, puis

se décide pour la troisième fois à revenir demander les soins de M. Kirmisson, suppléant de M. Le Fort.

26 septembre 1887. A l'entrée du malade à l'hôpital, on constate que la cavité de la fistule ne contient plus que 50 à 60 gr. de liquide. On reprend les injections de teinture d'iode au 1/3 deux fois par semaine. Le trajet est lavé tous les 2 jours à l'eau phéniquée au 1/40 ; on ordonne le repos et l'état du malade s'améliore.

4 novembre. Lors du retour de M. Le Fort, on mesure de nouveau la fistule qui ne contient plus que 30 gr. de liquide.

Le 7. Le malade est envoyé à Vincennes. Il raconte qu'ayant eu fort chaud dans la voiture pendant le trajet, il se refroidit en arrivant à Vincennes. Il eut des frissons et un peu de fièvre. La suppuration redevient plus abondante et il revient à Paris huit jours après son départ. On reprend les injections iodées deux fois par semaine et on fait des lavages au sublimé à 1/1000 tous les jours.

Le 30. L'état général est excellent. Les injections iodées sont continuées tous les deux jours.

8 décembre. Par l'orifice de la fistule on introduit une sonde en argent, mais elle ne peut pénétrer jusqu'à l'extrémité du trajet. Une sonde en gomme introduite pénètre facilement et on constate que le trajet a une longueur de 23 centim. La sonde se dirige en haut principalement et un peu en arrière. Pour bien constater la direction du trajet on introduit dans la sonde un mandrin. Pour l'introduire facilement on est obligé de lui donner une légère courbe générale un peu plus accentuée à l'extrémité. Dans cette exploration on ne constate la présence d'aucune cavité et on en a la preuve en injectant de l'eau dans le trajet. Il n'entre qu'une très faible quantité de liquide qui ressort en jet dès que l'on retire la seringue. La quantité de liquide est insignifiante.

Le 21. Légère rougeur à la partie inférieure des cicatrices, pas d'appétit. Température 39° matin, 39° soir.

Le 22. Température à 37°.

10 janvier 1888. Une sonde d'argent est introduite dans le trajet jusqu'à l'extrémité. On pratique l'électrolyse. Le malade n'est pas endormi, il éprouve une souffrance assez vive quand la sonde représente le pôle positif.

Le 11. Bon état général. Le malade n'a pas souffert.

Le 12. Le malade se plaint d'avoir souffert dans la nuit.

Le 13. Il éprouve des douleurs assez vives dans la partie supérieure de la plaie.

Le 16. Une sonde en gomme pénètre à 24 centim. Je la place comme drain en ne l'introduisant que de 18 centim. environ. Les phénomènes d'inflammation se montrent principalement dans la partie supérieure de la plaie qui répond à l'aisselle, où il existe un orifice qui ne m'a pas conduit jusqu'à la plèvre quand je l'ai sondé. La cicatrice en ce point est soulevée par un petit abcès sous-cutané.

13 février 1888. On fait le pansement, il reste trois orifices fistuleux et un long trajet décollé par où s'engage le tube à drainage.

Le 17. On sonde le trajet avec une bougie qui pénètre à 30 centim.

3 mars. On sonde avec une bougie qui pénètre à 27 centimètres et demi, la cavité contient de 15 à 20 gr. de liquide.

Le 27. Le malade sort de l'hôpital avec une fistule persistante et un drain dans le trajet. La suppuration est moyenne. Depuis quelque temps, on introduit des mèches d'alun. On lui conseille le séjour de la campagne, et il quitte l'hôpital le 27 mars 1888.

Il est évident que ce malade a eu une pleurésie purulente d'origine tuberculeuse qui a évolué comme un véritable abcès froid. Fait intéressant : la lésion tuberculeuse s'est fait jour par plusieurs points de la paroi.

OBS. 25 (communiquée par M. PEYROT). — *Tuberculose pulmonaire. Abcès froid des parois thoraciques. Pas de lésions osseuses apparentes.*

Le nommé Jean P..., âgé de 34 ans, exerçant la profession de cocher, est entré le 20 mai, salle Lisfranc, hôpital Tenon, où il occupait le lit nº 14.

Antécédents héréditaires. — Sans valeur. Pas de tare dans la famille.

Antécédents personnels. — Bonne santé dans l'enfance. A l'âge de 13 ans, fièvre qui dure un mois. Abcès sur les joues.

A 23 ans, nouveaux abcès de fièvre avec syncope. Il était au service militaire et raconte qu'on a porté le diagnostic de bronchite.

A 26 ans, chute dans une cave. Contusions multiples. Hémoptysies assez abondantes.

Il y a deux ans et demi, il est serré contre un mur par un cheval. Peu de temps après, il voit apparaître à la région présternale une petite tumeur qu grossit rapidement.

Il y a huit mois, nouvelle atteinte de bronchite.

Le malade, plutôt étonné que souffrant de sa tumeur, vient nous consulter.

État local. — Siège dans la région chondro-sternale droite près de l'appendice xiphoïde.

Volume d'une tête de fœtus. Peau un peu rouge mais saine ; adhérente à la partie supérieure et légèrement amincie, elle est à la partie inférieure. Bourrelet circulaire limitant la tumeur qui est incolore, irréductible, sans battements.

État général. — Assez bon ; mais l'auscultation révèle une induration manifeste du sommet du poumon droit.

OPÉRATION, 28 mai 1887. — Incision parallèle au bord droit du sternum, longue de 10 centimètres.

Raclage de la cavité qui présente quelques prolongements à travers les espaces intercostaux. Pas de lésions osseuses. Lavage, drainage, sutures.

Guérison. Sorti le 27 juin 1887.

OBS. 26 (personnelle), recueillie dans le service de M. PEYROT.

La nommée Louise R..., âgée de 20 ans, lingère, est entrée à l'hôpital Lariboisière, salle Elisa-Roy, pour un abcès siégeant sous le sein gauche à la hauteur de la sixième côte. Sa sœur est morte de tuberculose pulmonaire, elle-même n'a pas de lésions appréciables du côté du poumon.

Il y a six mois, elle ressentit du côté gauche une douleur vive gênant l'inspiration, survenue sans cause appréciable. L'abcès a débuté ou plutôt est apparu il y a environ deux mois ; quand la malade entre dans le service, il a le volume d'un œuf de pigeon. Trois semaines après le début, il s'ouvre à l'extérieur par deux trajets fistuleux. Un stylet introduit par les orifices permet de reconnaître la côte sous-jacente dénudée et rugueuse.

Le 27 octobre 1891, on fait huit injections chacune de deux gouttes d'une solution de chlorure de zinc au sixième. Le 8 novembre, la palpation révèle la présence d'un deuxième foyer situé au-dessus du précédent ; le stylet n'indique pas qu'il y ait, à ce niveau, de lésions osseuses.

OPÉRATION, 15 novembre. — On fait une première incision suivant la courbe inférieure du sein gauche, une deuxième passant au-dessous de l'orifice inférieur circonscrivant toute la peau sur laquelle débouchent les deux trajets fistuleux. Cette portion de peau est réséquée, le sein est relevé en haut et on arrive sur le foyer fongueux, deux côtes dénudées et nécrosées sont enlevées. Sous ces côtes se trouve la partie la plus considérable de l'abcès qui est en communication avec la poche superficielle par une multitude de pertuis remplis de fongosités ; un de ces pertuis, qui se dirige près du sternum, est excisé.

La plèvre, qui forme la paroi profonde de l'abcès sous-costal, est parsemée de rugosités et d'infiltrations calcaires. Ce premier foyer détruit, on s'adresse à l'abcès retro-mammaire, qui présente absolument les mêmes lésions, pertuis nombreux remplis de fongosités, avec cette différence toutefois que la côte n'est plus dénudée sur sa face externe, comme le montrait le stylet, mais qu'elle est érodée au niveau de son bord supérieur. Par les pertuis, on pénètre dans une vaste poche située sous les quatrième et cinquième côtes. Ces côtes sont réséquées et les fongosités grattées à la curette tranchante.

Par un de ces orifices, on pénètre dans la troisième poche. M. Peyrot opère avec la plus grande prudence, car le cœur bat sous la main et on constate qu'on se trouve dans un foyer tuberculeux situé entre les deux foyers de la plèvre. On voit sous la plèvre viscérale, à la partie externe de la poche, s'avancer le poumon pendant l'inspiration. En examinant ce foyer, on constate un trajet s'avançant jusque sous le sternum. Il est enlevé à la curette tranchante. Sur la plèvre viscérale épaissie, au niveau de l'abcès, existent quelques pertuis qui sont aussi ruginés.

Puis la plaie est touchée à la solution phéniquée à 20 p. 100; suture après une seule ligature artérielle, la poche est remplie de gaze iodoformée, on laisse un orifice à la partie supérieure.

La guérison est complète le septième jour.

Deux mois après, cette jeune fille revient. Un trajet fistuleux est apparu l'angle externe de la plaie, des fongosités s'y sont développées.

Elle est opérée à nouveau dans le service de M. le professeur Le Fort. On suit la même ligne opératoire et on arrive sur les parois fongueuses avec de nombreux pertuis. Deux côtes sont dénudées. Il n'y a pas cependant de foyer profond. Cautérisation à l'acide phénique; suture.

La réunion n'est pas parfaite et il reste à la portion moyenne un trajet fistuleux, fongueux, qui est, à différentes reprises, cautérisé au nitrate d'argent et qui diminue de jour en jour.

J'ai revu, il y a quelques jours, cette jeune fille ; elle revient de la campagne où elle est restée 6 mois ; elle a bonne mine et est complètement guérie.

Cette observation est très importante, car elle montre bien les deux lésions évoluant ensemble. Il y avait pleurésie purulente, abcès froid péripleural, carie costale consécutive. La résection des côtes eût été insuffisante puisque les os n'étaient pas seuls atteints et que la lésion la plus étendue siégeait surtout sur les plèvres.

Obs. 27. — *Abcès froid de la paroi thoracique. Pleurésie antérieure.*
(Communiquée par M. le Dr Peyrot.)

Le nommé Elie T..., 24 ans, étudiant en droit, est entré, salle Nélaton, le 8 septembre.

Antécédents personnels. — Pleurésie il y a deux ans.

Auscultation. — Induration tuberculeuse du sommet gauche. Voix sourde. Reste de pleurésie à la base droite.

État local. — Il existe un abcès au-dessous de la dixième côte, il est allongé et paraît tenir à une lésion de la dixième côte.

Un autre abcès en formation existe au niveau de la septième côte qui paraît tuméfiée.

Opération, le 13 septembre. — Ouverture de l'abcès inférieur qui se prolonge à travers les espaces intercostaux à la partie interne de la paroi jusqu'au niveau des attaches du muscle transverse et du diaphragme. Il remonte de là jusqu'à la hauteur de l'abcès supérieur. Celui-ci, ouvert à son tour, est non pas un véritable abcès, mais une infiltration caséeuse à foyers multiples situés dans l'épaisseur du tissu cellulaire qui sépare les muscles.

On excise aux ciseaux, on gratte avec la curette, la septième côte est mise à nu par grattage, dépouillée de son périoste, elle est trouvée rouge, enflammée. Le fond de la partie grattée n'est séparé que par de minces tractus celluleux de l'abcès inférieur remonté, comme on l'a dit, derrière la paroi thoracique. Grattage des cavités, iodoforme. Tubes à drainage dans tous les creux (trois). Pansement.

La réunion de la suture s'est bien faite.

A sa sortie, le 6 octobre 1887, il existe seulement un bourgeon charnu non cicatrisé.

Obs. 28. — *Abcès froid du thorax. Pleurésie antérieure.* (Communiquée par M. le Dr Peyrot.)

Le nommé Jacques B..., âgé de 26 ans, exerçant la profession de chapelier, entre le 7 septembre, salle Lisfranc, où il occupe le lit n° 8.

Antécédents héréditaires. — Sans valeur. Pas de tare dans la famille. Aucun cas de phymatose.

Antécédents personnels. — A exercé jusqu'à il y a quatre ans le métier de cultivateur. A cette époque, il est venu à Paris où il a exercé le métier de chapelier. Pas de syphilis. Pas d'alcoolisme.

Au mois de juin 1887, le malade accusait un violent point de côté dans le flanc gauche. L'abcès a débuté insidieusement sans cause avérée, a augmenté graduellement sans douleurs et sans symptômes généraux.

État actuel. — Tumeur présternale s'étendant à gauche jusqu'à 10 centim. de la ligne médiane. Pas de troubles fonctionnels.

Fluctuation bien nette, aucune douleur à la palpation.

Auscultation. Ne décèle aucune lésion, cependant cet homme accuse avoir maigri un peu dans ces derniers temps.

Opération, le 10 septembre. — Ouverture dans toute sa longueur, pas d'os dénudé. Grattage, drainage. Pansement iodoformé. Sorti guéri le 4 octobre.

Obs. 29. — *Pleurésie. Abcès froid du thorax.* (Communiquée par M. le Dr Peyrot.)

A son entrée, il existait à la base du thorax une plaque inflammatoire occupant une hauteur de 8 à 10 centim. La peau est rouge et il existe de de petits abcès aux points où avaient été pratiquées des ponctions capillaires.

Pas de fluctuation; matité incomplète au niveau de ces lésions.

Diagnostic. — Tuberculose pleuro-costale.

On avait pensé chez lui à une pleurésie; en effet, une ponction pratiquée à la base amène un litre de sérosité.

Sorti, sur sa demande, le 16 novembre.

Obs. 30. — *Abcès froid de la paroi thoracique et de la région lombaire. Tuberculose pulmonaire.*

Le nommé Frédéric L..., âgé de 21 ans, garçon de salle, entré le 28 janvier 1893, salle Nélaton, lit n° 11.

Auscultation. — Respiration rude dans les deux poumons, soufflante avec craquements au sommet gauche.

A la partie antérieure gauche du thorax, se trouve une tumeur dont la limite inférieure atteint le mamelon, et la limite supérieure est à deux travers de doigt au-dessous de la clavicule, la partie interne confine au bord gauche du sternum, la partie externe se perd sur la paroi antérieure du creux axillaire. Elle est molle, fluctuante, sous-musculaire.

Dans le creux axillaire gauche, derrière le bord inférieur du grand pectoral, appliquée contre la paroi du thorax, est une masse dure, qui est une adénite. Au niveau de la région lombaire, à deux travers de doigt des apophyses épineuses des vertèbres lombaires, est un autre abcès dont la limite inférieure est contiguë à la crête.

Ponctions et injections d'éther iodoformé les 8 et 22 février; les 5 et 14 mars.

Obs. 31. — *Abcès froid thoracique latéral, situé au niveau des onzième et douzième côtes. Pleurésie antérieure.*

Le nommé Louis P..., âgé de 41 ans, employé, est entré salle Nélaton, lit n° 34, le 28 juin 1890.

Antécédents personnels. — En 1876, pneumonie.

En janvier 1885, pleurésie séro-fibrineuse ayant nécessité un séjour de quatre mois à l'Hôtel-Dieu.

Il y a deux ans, il vit se développer, lentement, sans douleur, un abcès froid situé au niveau des onzième et douzième côtes, sur le trajet d'une ligne verticale partant de l'aisselle.

Elle est du volume d'un œuf de poule, légèrement fluctuante, elle est indurée à la périphérie. Au sommet de la tumeur la peau est rougeâtre. L'exploration n'est pas douloureuse.

Opération, 1er juillet. — Incision, grattage des fongosités. Au fond de la plaie, une côte apparaît nécrosée en un point. Pansement sec. Pas de fièvre. 37°,8 le soir.

Le 5. On enlève les fils.

Le 12. Sort presque complètement guéri, il persiste cependant une légère fistule.

OBS. 32. — *Abcès froid costal au niveau de la douzième côte. Pleurésie antérieure.* (Service de M. le Dr PEYROT.)

Le nommé Jean B..., âgé de 48 ans, employé de chemin de fer, est entré salle Nélaton, lit n° 12.

Antécédents héréditaires. — Nuls.

Antécédents personnels. — Il y a dix ans, il a eu une fluxion de poitrine. En 1889, une pleurésie à droite.

Au commencement de juillet 1890, il ressentit une douleur continue mais légère dans la région de la dernière côte droite et a remarqué le développement d'une tumeur à peu près du volume d'une noisette qui a été toujours depuis en augmentant. Nous constatons, en effet, au niveau de l'extrémité antérieure de la douzième côte droite, une tumeur profonde sous-musculaire fluctuante, indolore, du volume du poing. Le 18 août, ponction avec l'aspirateur Potain qui donne issue à une très faible quantité de pus. Injection de naphtol camphré.

Le malade, sorti peu après, nous n'avons pu le suivre. Mais nous ferons remarquer le début lent, succédant à une pleurésie antérieure, et le siège à la partie antérieure de la côte.

OBS. 33. — *Abcès froid de la région sternale. Pleurésie antérieure.* (Observation recueillie dans le service de M. le Dr PEYROT.)

Le nommé André P..., âgé de 29 ans, exerçant la profession de gardien de la paix, est entré salle Nélaton, lit n° 9, le 28 janvier 1892.

Antécédents. — Il eut, au mois de mars 1891, une bronchite et un point pleurétique à droite.

Cinq mois après, à la partie inférieure du thorax, il ressentit une douleur assez vive avec exaspération nocturne. Sans que le malade s'en aperçût, une petite tumeur allongée transversalement, du volume d'une petite noix, se développa lentement. Elle n'est pas douloureuse, paraît faire corps avec l'os et est fluctuante. La peau a sa coloration normale.

3 février. Opération sous chloroforme, curettage du foyer.

Le 12. Changement du pansement, les fils sont enlevés. Tout est réuni, sauf le centre de la plaie opératoire où on avait mis une mèche.

OBS. 34. — *Pleurésie. Abcès sous-pectoral.* (Recueillie dans le service de M. le Dr PEYROT.)

Le nommé Hippolyte P..., âgé de 29 ans, demeurant à Paris, était soigné dans un service de médecine de Lariboisière où il était traité pour une pleurésie séreuse. Quelque temps après son entrée, il remarqua la présence au niveau du grand pectoral, près de l'aisselle, d'une tumeur.

Celle-ci est très étendue et est très nettement fluctuante. Elle fut incisée.

L'observation que nous avons prise dans les cahiers d'observation de notre maître, ne porte pas d'autres indications. Cependant, nous ferons remarquer cette coïncidence entre un abcès froid et une pleurésie, celle-ci ayant précédé l'abcès. Il s'agit sans doute d'un de ces cas analogues à celui signalé par Sanchez Toledo.

Obs. 35. — *Abcès froid consécutif à une carie costale.* (Par le Dr François. *Arch. méd. belges*, t. XIX, p. 266, 1881.)

Abcès froid des fausses côtes droites chez un malade ayant eu une pleurésie un an auparavant, et ayant subi depuis une incision au niveau de l'angle des côtes à droite. Incision de l'abcès; il s'en écoule un demi-litre de pus, on rencontre une côte dont le bord supérieur est rugueux et dépoli, et on pénètre ensuite dans un feuillet pleural enkysté contenant une grande quantité de pus.

L'auteur se demande quelle a été l'origine de l'abcès : une pleurésie purulente ou la carie costale?

Obs. 36. — *Abcès froid du thorax consécutif à une pleurésie tuberculeuse.*

La nommée Marie B..., âgée de 23 ans, exerçant la profession de journalière, est entrée le 20 juillet, salle Elisa-Roy.

20 juillet. Entrée.

Le 28. Opération. Grattage.

10 août. Sortie.

Ostéite tuberculeuse des côtes.

Il y a deux ans, apparition, douleurs; persistance provoquée par la pression.

Il y a six mois, tuméfaction indolente au niveau du sternum dans l'espace intercostal.

Deux mois après, ouverture de l'abcès, collection; l'orifice se referme mais d'autres orifices se reforment et laissent continuellement suinter un peu de pus.

Obs. 37. — *Abcès froid du thorax consécutif à une pleurésie tuberculeuse.*

La nommée X..., âgée de 26 ans, entrée à l'hôpital le 9 avril.

11 avril. Ponction et injection d'éther iodoformé.

7 mai. Sortie.

Au mois de juin dernier, pleuro-pneumonie ayant duré sept semaines. La malade n'a jamais été remise complètement.

Il y a six semaines, apparition vers la pointe de l'omoplate droite d'un abcès peu douloureux qui ne devient franchement douloureux qu'il y a quinze jours.

Actuellement, la tuméfaction douloureuse est rouge et grosse comme le poing. Frissons assez fréquents ; pas d'appétit. Sortie avec persistance de fistule.

Obs. 38. — *Abcès froid costal, probablement d'origine pleurale, en avant.*

La nommée Victorine D..., âgée de 28 ans, entrée le 24 septembre 1890.

Fistule ostéopathique du niveau de la septième côte (partie antérieure).

26 septembre. Grattage de côte.

8 octobre. Sortie.

Depuis cinq ou six mois, malade; elle aurait eu au mois d'avril l'influenza ; à cette époque, a ressenti des douleurs au niveau de la septième côte et de l'apophyse xiphoïde du sternum, élancements. Au mois de mai, se produit à l'endroit des douleurs, une tumeur qui peu à peu a augmenté de volume et est devenue de la grosseur de la moitié d'un œuf de poule, a rougi peu à peu et au mois de juillet s'est ouverte. Du pus s'est écoulé et une matière blanche caséeuse. Depuis deux mois persiste une fistule, il y a huit jours sont sorties de petites esquilles osseuses.

L'articulation chondro-sternale est intéressée.

Opération. — Grattage de la côte et du bord du sternum ; on enlève des esquilles osseuses, pansement à l'iodoforme.

La malade part non complètement guérie.

Obs. 39. — *Tuberculose pulmonaire et abcès froid secondaire.*

La nommée Stéphanie G..., âgée de 34 ans, exerçant la profession de couturière, entrée le 23 octobre 1890.

Opération, 28 octobre.

1er mai 1892. Décès.

Influenza en janvier 1890. Entre le 12 avril à l'Hôtel-Dieu, traitée par des vésicatoires pour une pleurésie.

En 1888, hémoptysie, depuis amaigrissement.

Entre les mois de janvier et d'avril, a toujours été indisposée : toux, vomissements, reste trois mois à l'hôpital, sort avec de la douleur au niveau du triangle sus-scapulaire et région claviculaire, on lui applique également, au mois de uillet, des pointes de feu à cette région. Depuis a toujours toussé. Il y a un mois, points de côté à répétition, région latérale inférieure du thorax, au niveau des deux dernières côtes et des fausses côtes, puis la région commença à gonfler.

A l'auscultation, en arrière, matité ; au niveau des triangles sus-scapulaires, craquements ; on avant, rien.

Traitement à la créosote.

Tumeur fluctuante circulaire du volume d'une petite orange, légèrement proéminente qui, avec la toux, devient plus proéminente et tendue, communication avec la plèvre.

La matité existe dans tout le côté, absence de vibration thoracique, souffle lointain voilé aux 2/3 inférieurs au-dessus des fosses sus épineuses, craquements.

23 octobre 1890. Ponction à la seringue de Pravaz, quelques gouttes de pus.

Le 25. Tumeur plus tendue, la malade commence à vomir.

Le 28. Empyème en arrière avec résection d'une partie de côte, évacuation d'un liquide purulent granuleux, pas de lavage, deux drains.

Le 30. Pansement, écoulement purulent abondant.

3 novembre. Pas d'écoulement, bon état, crachats verdâtres épais.

Le 5. Pansement, écoulement moins abondant, la plaie a bon aspect.

Le 7. Pansement.

Le 22. A l'auscultation, frottements de tout le côté droit, on diminue la longueur des tubes.

28 décembre. On mesure l'étendue de la cavité avec l'eau boriquée tiède, 150 gr. Pansements tous les 6 à 7 jours.

Obs. 40. — *Abcès froids (adénite tuberculeuse consécutive à une tuberculose pulmonaire).*

La nommée D..., âgée de 21 ans, domestique, entrée le 4 février.

Opération, 18 février.

10 mars. Sortie.

La malade a eu il y a 4 ans un abcès au sein gauche, il s'est ouvert spontanément ; deux ans plus tard autre abcès sous l'aisselle ouvert de même.

La malade présente, à l'avant-bras droit au niveau du pli du coude, un premier abcès froid fluctuant, présentant un bourrelet très net.

6 février. Incision, inoculation de pus à un cobaye.

Au sein gauche, autre abcès froid se propageant vers l'aisselle, développé dans le tissu de la glande mammaire.

Auscultation. Respiration rude au sommet gauche, aucun autre symptôme.

Obs. 41. — *Abcès froid costal coïncidant avec tuberculose pulmonaire.*

La nommée Joséphine M..., âgée de 28 ans, est entrée le 12 octobre 1892.

Opération, 18 octobre 1892. — Grattage.

5 novembre. Sortie.

Fistule tuberculeuse de la région costale.

Début le 20 mars par une collection purulente que l'on incise.

Actuellement petite fistule à gauche de la base de l'appendice xiphoïde. Un stylet introduit pénètre de 5 centim. en bas et un peu au dehors jusqu'au niveau du rebord costal. La malade tousse, a des hémoptysies. Craquement au sommet.

Obs. 42. — *Abcès froid sternal et costal.* (Communiquée à M. Bonnel par le Dr Tuffier.)

Auguste G..., âgé de 56 ans, journalier, entre le 16 septembre 1890, salle Nélaton, service de M. Anger, suppléé par M. Tuffier, pour une volumineuse tumeur occupant la région sternale. Cette tumeur a apparu au mois d'août 1890; M. Rochard à la Charité l'a déjà traitée par des pointes de feu. La tumeur a continué à augmenter; il était à la Charité pour un abcès froid de la région dorsale et de la partie postérieure de l'épaule droite, il fut opéré; il persiste des cicatrices et une petite fistule à la région.

État au moment de l'entrée. — Grosse tumeur présternale, fluctuante, rouge; elle est subdivisée en deux parties. La portion supérieure, plus petite, est séparée de l'inférieure par un sillon transversal. La tumeur empiète sur la région costale, côté droit.

En bas, elle s'étend jusqu'à la base de l'appendice xiphoïde.

État général. — Assez bien conservé, exacerbation fébrile, le soir, temp. : 39°.

Le diagnostic d'abcès froid enflammé n'est pas douteux, il faut donc intervenir en l'incisant et en grattant les parties malades.

Opération. — Incision de la peau au point culminant de la tumeur; incision en croix; évacuation du pus.

Les lambeaux, au nombre de quatre, sont réclinés, on cherche le point de départ de l'abcès. Rien d'apparent ne se voit extérieurement. La surface du sternum est lisse, aucune des côtes mises à découvert ne paraît malade. Pressant sur la troisième côte droite, on fait sourdre du pus venant du médiastin. Un stylet introduit sous la côte pénètre facilement et fait sentir la face interne d'une côte éburnée.

Résection de 5 centim. environ de cette côte. Carie très apparente sur la face interne de cet os. Au même niveau, la plèvre est épaissie, formant un rempart au pus qui a dû fuser à l'extérieur.

Pansement après rabattement et suture, on draine la plaie et on recouvre le tout d'un pansement à la gaze iodoformée. Six jours après, on lève le premier pansement, il n'y a pas de pus. Les quatre pointes des lambeaux, qui étaient extrêmement minces, ne sont pas réunies et tendent au sphacèle, on les résèque.

Nouveau pansement à la gaze iodoformée. Drain placé dans l'excavation formée par la côte réséquée.

Tous les trois ou quatre jours, nouveau pansement iodoformé.

Le 20 octobre, la réunion et la cicatrisation sont presque complètes.

On voit combien les lésions costales étaient peu développées en comparaison de celles de la plèvre. Cet homme, de plus, a eu un autre abcès froid de la région dorsale, qui opéré n'a pas complètement guéri, puisqu'il persiste encore une fistule.

OBS. 43. — *Carie costale. Secondairement abcès sus-mammaire et abcès du médiastin.* (Communiquée à M. BONNEL par M. le Dr TUFFIER).

La nommée Héloïse H..., âgée de 32 ans, blanchisseuse, entrée le 9 avril 1889, salle Cochin, n° 3.

Cette malade est entrée dans le service il y a seize mois pour un abcès sus-mammaire du sein gauche. Cet abcès s'est ouvert à l'extérieur, à la partie inféro-externe du sein. Une contre-ouverture a été pratiquée à la partie interne, permettant le drainage. La guérison ne s'est pas faite, mais il a persisté un long trajet fistuleux d'une quinzaine de centimètres environ et du diamètre du petit doigt qui passe obliquement sous le sein, immédiatement sur la paroi costale.

A deux reprises, des tentatives ont été faites (débridement des orifices) pour découvrir une cause osseuse expliquant la persistance de la suppuration ; ces tentatives ont été infructueuses. La malade a eu pendant longtemps du pus, ayant été infectée par une maladie voisine. Au commencement de septembre, le sein gauche se gonfle à son tour, il est soulevé par une collection qui ne tarde pas à se faire jour au dehors, au niveau du sternum.

OPÉRATION, le 30 septembre. — On se propose d'ouvrir largement d'une part le trajet fistuleux, d'autre part l'abcès du sein, de façon à en gratter la surface et à enlever les côtes malades s'il y en a.

Le trajet fistuleux sus-mammaire gauche est donc fendu dans toute sa longueur et gratté; une côte est ainsi découverte, grattée et réséquée sur une étendue de 5 centim. environ. On met ainsi à découvert une cavité grosse comme un œuf qui était accolée à cette côte et au fond de laquelle on voit battre la pointe du cœur. Elle est placée immédiatement en avant du péricarde, au-dessus du diaphragme et en dedans du cul-de-sac pleural gauche. Cette cavité grattée, bourrée de gaze iodoformée, la plaie opératoire est suturée après avoir placé une mèche de gaze dans le trajet fistuleux.

Du côté droit, une ouverture est faite à la poche, qui est grattée, un fragment de côte malade est enlevé à la curette. De ce côté, l'opération a été faite moins méthodiquement et peut-être moins complètement que de l'autre côté. Cette cavité est bourrée de gaze iodoformée.

2 septembre. Premier pansement. Rien de particulier. Actuellement, les plaies suppurent abondamment. Le trajet fistuleux sus-mammaire est reproduit.

Sortie le 3 septembre. Elle avait été prise depuis la veille d'hémoptysies et d'étouffements très pénibles.

Elle était très affaiblie. Il est à craindre qu'elle ne puisse résister à une longue suppuration, d'autant plus que son mauvais état général rendra la réparation très difficile.

Nous pourrions tout aussi bien intituler cette observation, abcès froid du médiastin consécutif à une tuberculose pleuro-pulmonaire avec carie costale consécutive.

Obs. 44. — *Abcès tuberculeux d'origine costale. Ponctions. Récidive. Résection des côtes malades. Fistule persistante.* (Thiéry, *loc. cit.*)

Th..., 50 ans, typographe, entré salle Broca, n° 14, service de M. Polaillon, le 11 février 1887.

Antécédents héréditaires. — Père, peut-être mort à la suite de l'opération d'une tumeur. Mère, 75 ans, bien portante.

Antécédents personnels. — Le malade dit avoir eu dysentérie, fièvre typhoïde, scorbut, fièvres intermittentes.

Il y a douze ans, il a eu, dit-il, un ictère sans coliques hépatiques, mais avec douleurs à l'hypochondre. En janvier 1880, il a eu une pleurésie sèche à gauche. Il dit avoir toussé et maigri. A l'auscultation on trouve de la pleurésie sèche. Il y a des frottements très nets. En septembre 1886, à la suite d'un effort pour enfoncer une porte, il ressent une douleur vers le mamelon gauche. Vésicatoire. Mais la région mammaire augmente de volume et après avoir essayé de travailler, il entre à la Charité le 5 novembre. On le ponctionne deux fois de suite et on retire un pus jaunâtre ; la mamelle s'affaisse, mais la collection se reproduit le jour suivant. On applique des cataplasmes; il sort le 31 janvier 1887.

État actuel. — Le 11 février il rentre à la Pitié.

On remarque la rénitence d'une partie de la mamelle gauche, on y sent quelques nodules ; il n'y a pas de douleur, mais un peu de fluctuation au centre ; cette partie paraît adhérer aux côtes et au grand pectoral. On remarque en outre une tumeur dure s'étendant du creux épigastrique à l'ombilic.

Le foie est normal. Le malade n'a plus de vomissements depuis le mois d'août 1886 ; ils étaient fréquents en 1884 et en 1885. Il n'a plus d'appétit, il ne peut digérer la viande. Les selles sont irrégulières. Teint normal ; pas d'œdème aux jambes.

Le 15. Après anesthésie, on fait une incision courbe au-dessous du mamelon : il sort un filet de pus grumeleux. On trouve une côte fracturée dont on résèque les deux portions au niveau de l'articulation chondro-costale. On pratique le lavage phéniqué à 1/20, on cautérise au thermocautère, on fait cinq points de suture au fil d'argent, on met deux drains et un pansement iodoformé. Le soir l'état du malade est satisfaisant. Il a 39°,6, il demande un potage et on lui donne de la poudre de viande.

Le 16. État bon, mais 38°,5. On donne un lavement glycériné.

Le 17. Soulagement, appétit, un peu de fièvre, 38°,6.

Le 18. Va bien.

Le 19. On refait le pansement qui suppure au niveau des drains. On supprime un drain, pansement de Lister. L'état est bon, mais 38°,9.

Le 20. Le malade mange peu.

Le 22. En faisant le pansement, on supprime le drain, mais on laisse les points de suture.

Le 25. Pansement, le malade maigrit, il est faible, abattu.

Le 28. Fièvre, 39°,4. On lui donne 50 centigr. de sulfate de quinine.

3 mars. Le malade a eu des frissons pendant la nuit, il urine difficilement; il mange un peu mieux, mais a des envies de vomir fréquentes.

Le 4. En enlevant le pansement, on constate une poussée érysipélateuse. On ne laisse qu'un point de suture sur cinq et on refait le pansement. Toux et diarrhée.

Le 5. Pouls fréquent, abattement, ne dort pas, maigrit un peu, 39°.

Le 7. On refait le pansement. La poussée érysipélateuse du côté de la plaie, mais elle gagne à droite. On enlève le dernier point de suture.

Le 9. Pansement : l'érysipèle diminue.

Le 13. Polyurie, mais pas d'albumine.

Le 14. Pansement; épigastre tuméfié. Bon état, puis le malade reprend meilleur aspect; le 21 il se lève.

Le 26. La plaie n'est pas encore fermée, un peu de suppuration.

Le 1er avril, on le panse, il est presque complètement guéri, et sort de l'hôpital. Ce malade est revu le 5 avril, la plaie suppure encore.

Le 29. La suppuration persiste.

Le 27 juin. Le malade a du mal à lever le bras gauche, il semble y avoir de l'atrophie du deltoïde. Fistule persistante; peu de suppuration cependant.

Il ne semble pas admissible de décrire la maladie de cet homme sous le nom d'abcès tuberculeux, d'origine costale. Ce cas se rapproche d'une façon absolue de ceux si bien étudiés de Kelsch et Vaillard ; c'est par la plèvre que la lésion commence et la lésion costale n'a été que secondaire.

OBS. 45. — *Abcès froid chondral (dixième cartilage gauche).* Service de M. TERRIER; interne M. GUILLEMAIN. (Thèse de BONNEL.)

Le nommé Charles C..., âgé de 55 ans, cocher, entre le 10 mars 1891, salle Jarjavay, n° 11, à l'hôpital Bichat.

Aucun antécédent bacillaire. Bronchite chronique et emphysème depuis de longues années.

Il y a six mois, le malade a été pris de douleurs rhumatismales dans l'épaule gauche, qui ne ressemblent point à de la tuberculose. Quelques craquements quand on fait mouvoir l'articulation (arthrite sèche).

Début de l'accès. — Il a été remarqué par le malade il y a deux mois et ne semble pas avoir augmenté depuis. Il a été traité dans un service de chirurgie de Beaujon par des pointes de feu.

Examen. — L'abcès, du volume d'une mandarine, siège sur le rebord cartilagineux gauche du thorax et un peu en avant de la ligne axillaire; il est mobile sous la peau et sur la cage thoracique, indolence à la pression sur lui et sur les cartilages voisins.

Opération, le 13 mars 1891. — Chloroforme. M. Broca opère aidé de M. Guillemain. Dissection à peu près complète de l'abcès, extirpation de la poche.

Le cartilage de la dixième côte a une fracture spontanée à peu près à 2 centim. de son extrémité sternale. Ce fragment est enlevé et il contient, à sa face interne, une géode arrondie qui logerait un noyau de cerise.

Résection de 1 centim. et demi du cartilage adhérent à la côte qui est saine. Lavage de la poche au chlorure de zinc.

Suites opératoires. — Du 15 au 19 mars, le malade a 37° le matin, 38°,5 le soir, rien pourtant du côté de la plaie. Du 19 au 24, bien que la plaie fût complètement guérie, le malade a continué à avoir de la fièvre, de l'excitation cérébrale, de la congestion pulmonaire. Le 24 il meurt, probablement du delirium tremens.

Si nous nous reportons aux lésions du cartilage dans la tuberculose nous voyons que tous les auteurs admettent que ce ne sont que des lésions consécutives.

Les recherches de Poulet et Kiener, de Kœnig ont conduit ces auteurs à admettre que la tuberculose primitive du cartilage n'existe pas; les lésions ne sont que secondaires. Les travaux récents ont donc fait justice de la suppuration ulcérative des cartilages admise autrefois. Les érosions décrites par Brodie, la nécrose primitive des cartilages signalée par Broca, les altérations velvétiques développées surtout au centre du cartilage, étudiées par Redfern sont dans tous les cas des lésions consécutives à la tuberculose osseuse, plus rarement à l'action des fongosités nées dans les parties molles.

Ce sera aussi notre conclusion; dans ce cas, il est certain que la lésion primitive était soit une adénite tuberculeuse, ce qui est le plus probable, soit une altération par contiguïté due à des fongosités, à des tubercules nés dans la plèvre pariétale.

Obs. 46. — Recueillie dans le service de clinique de M. le professeur Le Fort.

Le nommé Eugène H..., âgé de 16 ans, est entré salle Michon, pour une ostéite chronique du sternum. Son père est mort à 37 ans, de cause inconnue.

Tous ses autres parents sont bien portants. Lui-même s'est très bien porté jusqu'à l'année dernière où il a quitté la campagne pour venir habiter Paris; il eut alors une bronchite qui n'a jamais guéri. Pas d'hémoptysies, pas d'amaigrissement.

Au mois de juillet 1891 apparaît à la région sternale, à l'union de la première et de la deuxième pièce du sternum, une petite tumeur molle fluctuante, indolente, qui fut ouverte par un médecin. L'incision resta béante, livrant passage à un pus assez abondant.

A la fin d'octobre 1891 formation d'une nouvelle tumeur, semblable à la première, mais située dans la région thoracique gauche, à 2 centim. de la ligne médiane. A la même époque le malade ressentit quelques douleurs dans la région malléolaire externe du côté droit qui devint le siège d'un abcès froid également ouvert en ville.

A son entrée à l'hôpital, on constate un trajet fistuleux situé sur le bord gauche du sternum, au niveau du troisième espace, et, immédiatement en dedans, une tumeur molle, fluctuante, de la grosseur d'une orange, ne communiquant pas avec le trajet fistuleux et ne diminuant pas par la pression.

Un stylet introduit dans le trajet pénètre facilement à travers l'espace intercostal et arrive sur le péricarde. Abandonné à lui-même, en effet, ce stylet présente de petits soubresauts isochrones aux pulsations cardiaques.

Du côté de la malléole, on trouve une fistule avec des fongosités, mais on ne parvient pas sur un os dénudé.

L'opération est faite par M. Le Fort qui enlève la première pièce du sternum en partie à son union avec la deuxième. Mais il reste toujours un trajet fistuleux et le malade meurt le 5 mars 1892.

A l'autopsie, on constate que le sternum est nécrosé dans sa région profonde sur presque toute sa hauteur, alors qu'en ne considérant que la face superficielle, la lésion semblait limitée. La portion restante de la première pièce du sternum est complètement nécrosée.

Les ganglions lymphatiques qui accompagnent la mammaire interne sont tous caséeux ainsi que ceux de l'artère sous-clavière. Les ganglions bronchiques sont atteints. Les muscles intercostaux internes sont perforés par des traînées fongueuses.

Au niveau de l'articulation costo-vertébrale de la cinquième côte se trouve un énorme abcès qui, ouvert, montre la côte détruite en ce point sur une longueur de 4 centim.

Enfin, on constate une pleurésie fibreuse, la plèvre est couverte de fausses membranes.

Mais, fait extrêmement intéressant, il n'y a pas de lésion pulmonaire.

Ce sont de ces faits qui, décrits par Kelsch et Vaillard, montrent bien le rôle important que jouent à la suite de pleurésie les atiques et les adénites tuberculeuses.

OBS. 47. — *Carie du sternum avec séquestre vasculaire. Ablation de toute l'épaisseur de l'os et résection des cartilages costaux. Persistance de plusieurs trajets fistuleux. — Tubercules pulmonaires. Mort trois ans après l'opération. Reproduction de la partie enlevée et ossification des cartilages costaux.*(Dr OLLIER. *Traité de la régénération des os*, 1867.)

Louis C..., né à Sarlins (Isère), entre à l'Hôtel-Dieu de Lyon, le 10 juin 1863, salle Saint-Louis. Ce jeune homme, d'un tempérament lymphatique, porte des traces d'une affection osseuse ancienne au niveau du maxillaire inférieur. Il y a un an, une tuméfaction d'abord indolente survint au niveau de la partie moyenne du sternum. Un abcès finit par s'ouvrir spontanément et le pus entraîna quelques parcelles osseuses. Actuellement, il existe au-devant du sternum une ulcération blafarde au fond de laquelle le stylet rencontre un os dénudé ou couvert de fongosités; des trajets fistuleux pénètrent dans les articulations chondro-sternales, suppuration abondante; toux fréquente, occasionnant souvent de vives douleurs; pas de tubercules appréciables aux sommets.

OPÉRATION. — Incision de 10 centim. de haut en bas, au niveau du sternum, passant par le milieu de la partie ulcérée. On écarte de chaque côté les lèvres de la plaie pour mettre l'os à nu; on détache le périoste sur les points où il est adhérent. On enlève ensuite un séquestre vasculaire rouge de 3 centim. carrés, ne tenant au reste de l'os que par les bourgeons médullaires, excepté en haut où il n'était pas complètement détaché de la masse principale. Le reste de l'os se trouvant raréfié et fongueux on l'enlève avec la gouge sur une étendue de 4 centim. carrés. On enlève toute l'épaisseur de l'os là où l'altération l'a envahi complètement. On laisse seulement la table interne sur quelques points. Les articulations chondro-sternales étant en suppuration et les bouts de cartilages dénudés faisant saillie dans le foyer, on les résèque avec des cisailles aussi loin que s'étend l'altération sur les cinquième et sixième côtes à droite. A la partie inférieure de l'os, on enlève une portion cariée de la dimension d'une pièce de 1 franc sous laquelle était un tissu épaissi fibreux qui recevait directement le choc du cœur. Après cette opération, le malade eut une légère amélioration, mais bientôt de nouveaux abcès et trajets fistuleux se formèrent sur les côtes à droite et à gauche. Le pus avait de la tendance à fuser en bas le long de la paroi abdominale : contre-ouverture, drainages, repos horizontal. On fait même coucher le malade aussi longtemps que possible sur le ventre. Cette position fut très favorable à l'écoulement du pus et plusieurs fistules se cicatrisèrent.

Six mois après l'opération, il ne restait plus de fistules au niveau de la résection. On sentait déjà le sternum remplacé par une masse solide qui durcissait de jour en jour.

Le malade sort de l'Hôtel-Dieu en mars 1864, conservant toujours quelques fistules. Il peut reprendre son travail à la campagne, mais bientôt de nouveaux abcès se formèrent et, en 1865, l'état général s'aggrava de jour en jour.

Il est venu mourir à l'Hôtel-Dieu le 23 avril 1866. A l'autopsie on trouva les poumons farcis de tubercules. Voici l'état du sternum.

Vu par sa face antérieure, le sternum paraît complètement ossifié, bien que recouvert par des masses épaisses de tissu fibreux. On distingue les limites de la résection. On avait enlevé tout ce qui est au-dessous d'une ligne partant du point le plus élevé de la troisième articulation chondro-sternale droite, et se dirigeant en bas vers le milieu de la quatrième articulation gauche.

C'est en examinant le sternum par sa face profonde que l'on constate très bien la nature osseuse du tissu nouveau sur une longueur de 7 centim. et sur une largeur de 35 millim. au niveau de la troisième et de la quatrième côte; il y a une dépression dans laquelle s'enfonce une masse de tissu fibreux ou incomplètement ossifié qui perfore l'os et vient s'étaler sur sa face antérieure. L'os nouveau se distingue de l'ancien à sa surface plus rugueuse et sa couleur plus blanche, à sa compacité plus grande. En bas il est criblé par une multitude de trous vasculaires. Les cartilages des troisième, quatrième, cinquième, sixième côtes à droite sont ossifiés autour du cartilage proprement dit, lequel aurait été peu à peu altéré et entraîné par la suppuration. La portion reproduite est plus épaisse, dans les deux tiers gauches principalement, que la portion du corps qui n'a pas été enlevée.

La suppuration existait encore au niveau des sixième et septième côtes à droite et à gauche. Le foyer de résection ne suppurait plus; c'est de dessous les côtes asternales ou des dernières côtes sternales que partaient les fistules.

OBS. 48. — *Pleurésie gauche passée à l'état chronique; abcès des parois thoraciques. Suppuration interminable. Mort par fièvre.* (LEPLAT.)

François G..., âgé de 28 ans, est entré au Val-de-Grâce le 3 mai 1863 et placé dans la salle des consignés, dont mon collègue et ami Arnould avait la direction, salle 4, n° 6.

Le diagnostic porté à l'entrée du malade, fut pleuro-pneumonie. A cette date il n'y avait aucune trace d'abcès thoracique. Je repris le service de mon collègue au mois d'août de la même année et je trouvai G. . dans l'état suivant :

Amaigrissement considérable, pâleur des téguments, légère infiltration du tissu cellulaire périmalléolaire, (pouls petit et fréquent de 90 à 100 pulsations), alternative de diarrhée et de constipation, appétit irrégulier, respiration gênée, trente inspirations par minute, fièvre nocturne, insomnies.

Examen local. — Parois thoraciques amaigries, relief des côtes, saillie des clavicules. A gauche, la percussion donne un son mat dans les deux tiers inférieurs, une submatité très accusée au sommet, en arrière comme en avant absence de vibrations thoraciques. Auscultation, pas de murmures vésiculaires; à la base on entend seulement de gros râles inconstants dans leur production, irréguliers dans leur tonalité et leur timbre; il est très difficile de les interpréter au point de vue de leur siège ou de leur mode de production. Sont-ce des râles bronchiques ou des frottements pleuraux? il est probable qu'ils sont un mélange des uns et des autres; au sommet et au niveau de l'épine de l'omoplate, souffle très accusé, retentissement et bredouillement de la voix; quelques râles humides de la nature de ceux observés à la partie inférieure; dépression des parois thoraciques gauches appréciable à l'œil; différence mensurative 4 centim. à l'avantage du côté droit, au niveau de la ligne des deux mamelons.

A droite, sonorité normale à la percussion un peu exagérée à cause de l'amaigrissement, râles sonores et muqueux surtout à la base; expectoration abondante mucoso-purulente; le malade remplit le crachoir tous les jours. Tels sont les phénomènes principaux observés. Nous avons affaire à une pleurésie; le diagnostic du genre est incontestable, celui de l'espèce devait nécessairement laisser des doutes dans l'esprit. Est-ce une pleurésie tuberculeuse? Les renseignements fournis par le malade ne nous donnent que peu d'éclaircissements. Jamais il n'a eu d'affection grave; il appartient à une famille exempte de maladie diathésique; jamais il n'a eu d'hémoptysie; il ne s'est aperçu de sa maladie que par le dépérissement progressif de ses forces.

Les élèves du service, jeunes docteurs très intelligents, sont tous disposés à considérer G... comme tuberculeux; pour moi, qui ai acquis l'expérience des erreurs profondes auxquelles donne lieu l'interprétation mal entendue des signes de la pleurésie chronique, je fais mes réserves et, tout en ne niant pas la possibilité de la tuberculisation, j'ai une tendance à croire à une pleurésie chronique avec dépot pseudo-membraneux et commencement de dilatation des bronches.

Le malade ne se plaint pas trop; je me contente de lui faire appliquer quelques vésicatoires et de soutenir ses forces par un régime modéré et du vin de quinquina. Le même état se continue jusqu'au mois d'octobre. A cette époque, G... commence à se plaindre d'une douleur continue au niveau de la mamelle gauche. L'examen de la région me fait découvrir une tumeur diffuse sans fluctuation manifeste, sans rougeur à la peau; le creux sous-claviculaire a disparu.

Prescription. — Cataplasmes, ventouses scarifiées. Cependant la douleur persiste, la tumeur devient plus saillante et se circonscrit; la fluctuation se manifeste; je me décide à faire l'ouverture de l'abcès, le 10 décembre 1863. A cet effet un bistouri est plongé à la partie la plus déclive à 2 centim. en bas et en dehors du mamelon; 200 gr. à peu près d'un pus épais et crémeux s'échappent de l'incision, une mèche est établie à demeure dans le trajet de l'ouverture. Néanmoins le pus s'écoule difficilement à cause de la contraction des fibres du grand pectoral. Au bout de huit jours je suis obligé de faire une contre-ouverture dans la région axillaire et d'introduire un drain de 10 centim. de long entre les parois de l'abcès. Pendant cette opération j'explore avec soin l'état des côtes; il m'est impossible d'arriver sur une dénudation osseuse; à la faveur de drains le pus sort avec facilité, par flots coïncidant avec des quintes de toux qui sont assez fréquentes, les parois de la tumeur s'affaissent et le malade semble aller mieux pendant quelque temps. Mais la suppuration ne se tarit pas; il survient une diarrhée chronique; une fièvre hectique, presque continue, consume le malade qui finalement succombe à un épuisement progressif le 17 mars 1864, un an après le début de son affection.

Autopsie. — Au moment de l'autopsie, j'étais presque convaincu que j'avais affaire à une tuberculose avancée et un abcès consécutif à une carie des côtes, il n'en était rien. Le poumon droit est sain, à part un peu de congestion hypostatique et d'emphysème ; le poumon gauche est réduit au quart de son volume compact, charnu et coloré en brun par de la matière pigmentaire ; son sommet est traversé par des canaux bronchiques béants, dont les parois sont épaissies : il ne contient aucune trace de dépôt tuberculeux soit en masse, soit en granulations. De fines adhérences, les plèvres pariétale et viscérale sont intimement unies excepté à la base où elles sont séparées par un espace rempli de sérosité trouble. Dans la gouttière vertébrale les dépôts plastiques blancs et nacrés ont jusqu'à 2 centim. d'épaisseur.

Au-dessous du grand pectoral, autour des insertions du petit pectoral, au-dessus et au-dessous de ce dernier muscle se trouve le foyer de l'abcès extérieur en partie cicatrisé et tapissé par une membrane de formation nouvelle noirâtre mais ferme et sans ramollissement putrilagineux. Dans le troisième espace intercostal, à 3 centim. en dehors de l'articulation chondro-costale, on voit une ouverture à travers les fibres intercostales, de 2 centim. de diamètre, irrégulière, déchiquetée, circonscrite par les fibres musculaires ramollies : elle établit une communication entre le foyer extérieur et un autre foyer sous-costal s'étendant de la deuxième à la septième côte et de l'extrémité chondrale jusqu'à l'angle des côtes. Cette cavité est irrégulière, anfractueuse et évidemment formée en dedans par la plèvre pariétale épaissie, en dehors par le tissu lamineux doublant les muscles et les côtes. La plèvre pariétale est intacte dans sa continuité et simplement refoulée en dedans ; il est facile de se convaincre du fait par l'accolement des plèvres au sommet de l'angle dièdre qu'elles forment au-dessus de l'espace rempli par un liquide séro-purulent que j'ai signalé. Les côtes n'offrent pour toute lésion qu'un épaississement du périoste, un changement de forme analogue à celui qui a été signalé par M. Parise ; leur tissu aérolaire est mou, friable et gorgé de sang.

Obs. 49. — *Abcès froid des parois thoraciques (suite de pleurésie chronique). Guérison.* (Leplat.)

Charles L..., 29 ans, garde de Paris au service depuis 10 ans ; fort bien constitué, n'a jamais eu d'autre maladie sérieuse qu'une rougeole en 1855. Le 7 février 1863, à la suite d'un refroidissement, il a été pris d'un frisson suivi d'une douleur de côte assez vive. Il est envoyé au Val-de-Grâce et placé dans le service de M. le professeur Godelier qui le soigna par les moyens ordinaires pour une pleurésie aiguë ; il reste quatorze jours à l'hôpital, puis demande sa sortie, mais il n'est pas complètement guéri, il lui reste une douleur de côté sensible dans les grandes inspirations. A l'auscultation le chef de service perçoit un frottement pleural dont le malade a lui-même le sentiment. Cependant il reprend son service et s'en acquitte suffisamment.

Il s'aperçoit au mois d'août de la même année, c'est-à-dire cinq ou six mois après l'invasion de sa pleurésie, de la production d'une petite tumeur molle, indolente, située en dedans du mamelon du côté gauche et au niveau de l'articulation du cartilage avec la côte, elle grossit lentement sans donner trop de préoccupation au malade.

Le 6 octobre il entre de nouveau à l'hôpital dans un service de chirurgie. Tout d'abord on ne songe pas à ouvrir l'abcès ; quelques applications résolutives sont étendues sur la tumeur ; mais comme celle-ci augmente plutôt qu'elle ne diminue, le chirurgien chargé du service se décide à l'ouvrir le 16 mars 1864. Elle a, au moment de l'opération, la grosseur d'un œuf, et le liquide qu'elle contient n'est pas réductible dans l'intérieur de la cavité thoracique. Il est impossible de reconnaître par l'incision qui est faite, et qui laisse écouler un pus bien lié et de bonne nature, une carie ou une nécrose des côtes.

Aujourd'hui, trois mois après l'ouverture de l'abcès, l'état général est excellent et la cicatrice est complète. Il reste la trace de trois fistules, c'est-à-dire trois petites cicatrices bleuâtres, sans dépression, sans adhérence aux côtes ; il n'y a plus de pleurésie, la respiration est bonne partout.

Je n'ai pas observé le malade dans le courant de son affection ; je dois à l'obligeance de mon collègue M. Paulet, les renseignements qui précèdent et la possibilité d'avoir pu constater moi-même le résultat après la guérison.

Obs. 50. — *Abcès des parois thoraciques (suite de pleurésie ancienne).* (Leplat.)

Louis-Pierre P..., âgé de 29 ans, au service militaire depuis 11 ans ; d'une forte constitution, né de parents sains ; il ne conserve le souvenir d'aucune maladie sérieuse. Il est à la prison du Cherche-Midi depuis deux ans. Envoyé à l'hôpital du Val-de-Grâce le 16 avril 1864, il y reçoit successivement les soins de MM. Arnoult, Villemin et moi.

A l'entrée du malade, point de côté à gauche, signes évidents de pleurésie, matité, souffle. Pendant trois mois il suit un traitement approprié aux épanchements chroniques sans que la maladie arrive à une guérison complète.

Vers le commencement du mois d'août apparait une petite tumeur sur la partie inférieure et latérale de la poitrine, au niveau de la huitième côte. Au bout de huit jours elle est de la grosseur d'un petit œuf, tendue, indolente, irréductible avec fluctuation difficilement appréciable à cause de la tension des parois.

Le malade reçoit la grâce de sa peine, le 15 août ; il est évacué en salle libre dans le service de M. Villemin qui m'autorise à revoir le malade et à suivre l'évolution de son affection.

J'ai revu P... au commencement d'octobre et je l'ai trouvé dans l'état suivant : Pâleur générale, amaigrissement, apparence cachectique, fièvre le soir, sueurs nocturnes, pas de toux, pas d'expectoration qui puisse faire supposer une tuberculisation, il n'a d'ailleurs jamais eu d'hémophysie ; le côté gauche de la poitrine, mesuré au niveau des mamelons, a 2 centim. de plus que le côté droit ; matité à la base ; absence du murmure vésiculaire, craquements pleuraux dans l'aisselle ; au sommet la respiration est pure mais exagérée ; le poumon droit paraît sain dans toute son étendue.

Il existe actuellement 2 abcès sur les parois thoraciques gauches ; l'un à la partie antérieure dans le sixième espace intercostal, au-dessous du mamelon ; il a la grosseur d'un œuf, son grand diamètre est oblique, le centre est fluctuant, la peau a sa coloration normale ; la circonférence de la base est indurée ; on détermine une douleur légère en exagérant la pression ; l'abcès est irréductible ; il n'augmente ni ne diminue de volume sous l'influence des mouvements respiratoires.

Le second abcès, celui qui a débuté au mois d'août, est volumineux, il a 12 centim. de haut sur autant de large, son centre est à l'angle de la septième côte ; il est profondément situé au-dessous du muscle grand dorsal, comme on a pu s'en assurer par une ponction qui a été faite au mois de septembre ; il m'est impossible de déterminer à l'aide de l'exploration la plus minutieuse, un gonflement osseux, une douleur fixe accusant une ostéite ancienne ; le stylet ne rencontre aucune surface dénudée, et depuis que la première ouverture a été faite, il y a un mois, il n'est sorti par la plaie aucun fragment osseux nécrosé.

Dans le courant du mois de novembre, l'état du malade s'est aggravé par l'apparition d'accidents sérieux du côté des poumons. A la suite de douleurs plus vives qu'à l'ordinaire, d'accès de toux répétés, le grand abcès, dont l'ouverture était insuffisante pour l'évacuation du pus, s'est fait jour à travers les bronches. P... a rendu tout à coup, et en grande quantité, un liquide épais couleur chocolat, exhalant une odeur repoussante et laissant dans la bouche une saveur très désagréable, ce n'était pourtant ni l'odeur ni l'aspect des crachats gangréneux, mais tout simplement du pus mêlé à une certaine quantité de sang. A l'auscultation, on perçoit de gros ronchus, comme des gargouillements ; néanmoins, il ne sort pas d'air par l'orifice extérieur, si bien qu'il est impossible de savoir s'il existe réellement une fistule broncho-cutanée. La marche seule des accidents le laisse supposer. L'expectoration purulente dure une quinzaine de jours, puis le malade cesse de cracher du pus. Les progrès du mal n'en sont pas moins sensibles ; la fièvre hectique s'accuse de plus en plus avec son cortège de symptômes ordinaires et ses complications intestinales. Mort le 15 décembre 1864.

Autopsie. — Le grand abcès est profondément situé sous la couche superficielle des grands muscles de la partie inférieure et postérieure du dos ; ses parois sont anfractueuses, séparées l'une de l'autre par un liquide brun, sans mauvaise odeur ; la membrane d'enveloppe est constituée par du tissu lamineux condensé, recouvrant les muscles pâles et ramollis. Dans le septième espace chemine un trajet fistuleux de 6 centim. de long entre les muscles intercostaux, interne et externe, et vient aboutir à un foyer sous-costal. Celui-ci a pour parois, en dehors, les muscles intercostaux doublés d'une couche épaisse de tissu cellulaire de formation nouvelle; en dedans, la plèvre très épaissie. Je me suis assuré avec mon collègue, M. Villemin, par une dissection minutieuse que le foyer intérieur ne résidait pas dans la cavité pleurale, que ce n'était pas une pleurésie enkystée qui s'était fait jour à l'extérieur; les côtes et les cartilages costaux interposés aux deux abcès ne sont ni cariés ni nécrosés; seulement leur tissu est friable et se laisse facilement couper par le couteau.

Le second abcès n'a pas été ouvert du vivant du malade : il contient du pus épais, crémeux, dont les caractères sont différents de celui du premier; il confine à l'extrémité antérieure de la cinquième côte; celle-ci présente un point d'ulcération carieuse à sa face interne, altération limitée et d'une date évidemment postérieure à la formation de l'abcès. Les deux aposthèmes ne communiquent pas entre eux, comme l'indique suffisamment la différence du pus qu'ils renferment. Malgré tout le soin que j'ai apporté à la recherche d'une fistule broncho-cutanée, il m'a été impossible de trouver une solution de continuité quelconque sur la plèvre pulmonaire qui est, d'ailleurs, dans toute son étendue, réunie à la plèvre costale. Le poumon gauche est le siège d'altérations multiples, le lobe supérieur est envahi par une induration dont tous les caractères rappellent un très beau spécimen de pneumonie chronique; sur les plèvres et dans le lobe inférieur se dessinent de petites granulations disséminées, ayant l'apparence des tubercules miliaires.

Poumon droit. — Oblitération de la plèvre par des fausses membranes peu épaisses excepté en un point où la plèvre costale est détachée de la cinquième côte fracturée à un centim. du cartilage. Le foyer de la fracture est enveloppé d'un petit abcès. Sous l'influence d'une pleurésie ancienne il y a eu probablement périostite, puis fracture spontanée ; les choses se sont bien passées ainsi, car ce n'est que dans les derniers temps de la vie du malade que s'est produite la solution de continuité de la côte. Granulations tuberculeuses dans toute l'étendue du poumon droit ; les autres organes sont sains à l'exception du péritoine diaphragmatique gauche, recouvert de productions pseudo-membraneuses.

Obs. 51. — *Abcès froid des parois thoraciques, suite de pleurésie subaiguë.* (Leplat.)

D..., garde de Paris, 41 ans, 21 ans de service, forte constitution, tempérament lymphatique, a joui jusqu'à ce jour d'une bonne santé et jamais n'a été atteint d'une affection articulaire osseuse ou ganglionnaire.

Il est entré le 22 mars 1864 pour la première fois à l'hôpital où il a été traité pour une pleurésie subaiguë : frisson initial, point de côté, tous les signes classiques d'un épanchement occupant la moitié inférieure du côté droit ; il sort à peu près guéri, après 27 jours d'un traitement approprié à son état.

Un mois après sa sortie de l'hôpital, D... est obligé d'y rentrer parce qu'il s'est aperçu du développement d'une tumeur dans les parois de la poitrine.

Il est envoyé dans mon service où il occupe le n° 45 de la salle 25. Son état général n'est pas très satisfaisant; sa peau a une teinte jaunâtre, pourtant il a bon appétit, pas de diarrhée, pas de sueurs ou de fièvres nocturnes. Pouls a 75; la poitrine examinée avec soin n'accuse aucun signe de phtisie pulmonaire et rien, si ce n'est des accès de toux revenant le soir, n'attire l'attention du côté des organes pulmonaires. La pleurite du mois de septembre a laissé pour traces de son passage une légère submatité dans le tiers inférieur du côté gauche.

Il existe un abcès volumineux dans la région dorsale et le trapèze; il s'étend de 2 cent. au-dessous de l'épine de l'omoplate jusqu'à 4 centim. au-dessous de l'angle inférieur du même os, et comprend tout l'espace compris entre le bord interne de l'omoplate et les apophyses épineuses dorsales.

Alimentation tonique, médication reconstituante. J'ouvre l'abcès le 21 octobre dans sa partie la plus déclive; le pus sort abondant et bien lié. L'exploration par la sonde ne constate ni dénudation, ni rugosités costales.

Je me contente de faire un pansement simple et je laisse le malade en repos pendant une quinzaine de jours; mais par suite de l'évacuation du pus et par le fait, sans doute, de l'action de l'air sur les parois du foyer, D... est pris de frissons, de nausées et de perte de l'appétit. Je crains une infection purulente. Ce petit orage passe après sept ou huit jours. Cependant le pus s'écoulant avec peine à travers les fibres musculaires, je me décide à pratiquer une contre-ouverture à la partie inférieure de l'abcès, et à traverser le foyer avec un gros drain en caoutchouc percé de petites ouvertures dans toute sa longueur; le pus sort avec facilité et au bout d'un mois, les parois de l'abcès sont complètement revenues sur elles-mêmes. Tout semble aller pour le mieux sous l'influence du drainage et le 1er novembre j'enlève le drain. Il était trop tôt, le pus recommence à séjourner dans la poche, quelques légers accidents fébriles reparaissent, je suis obligé de remettre le drain à sa place le 20 novembre; le mieux s'accuse de nouveau et au 1er janvier D... me semble hors de danger.

L'absence de toute altération osseuse évidente, tangible, le développement un mois avant le début de l'abcès, d'une pleurésie avec symptômes incontestables, m'autorisent à rapporter à l'inflammation de la plèvre toute la série des phénomènes observés.

Obs. 52. — *Pleuro-pneumonie, abcès du poumon, vaste abcès de l'aisselle droite. Autopsie.* (Laveran, professeur au Val-de-Grâce. *Mémoires de médecine et de chirurgie militaires*, t. LVII, p. 96.)

P..., du 7e chasseurs, d'une constitution robuste, âgé de 24 ans, à l'hôpital du Val-de-Grâce, depuis le 20 mai, est évacué dans nos salles le 23 juillet 1844.

État actuel. — Décubitus dorsal, suffusion ictérique, peau brûlante; pouls large à 100 pulsations, urines rares et rouges, langue blanche, constipation, douleur au côté droit du thorax, quarante-quatre inspirations, toux, expectorations rouillées, son mat en arrière et à droite, râles crépitants, égophonie.

9 août. P... est amaigri, fatigué, symptômes d'une pleurésie étendue.

Le 12. Une tumeur plegmoneuse se prononce dans l'aisselle droite. Elle est recouverte d'un cataplasme émollient.

Le 21. Je donne issue à une énorme quantité de pus; soulagement momentané.

Le 24. Le malade est pris d'un crachement de pus si abondant que je crois à l'ouverture de la collection pleurétique dans les bronches.

Mort le 31 août.

AUTOPSIE. — La plèvre gauche et le poumon gauche n'offrent rien de particulier; la plèvre droite contient une grande quantité de sérosité citrine, qui a refoulé le poumon du même côté; le tissu de celui-ci est gris, friable et imperméable à l'air; il est creusé dans le lobe moyen par plusieurs excavations maintenant affaissées communiquant les unes avec les autres; ces pertes de substance sont circonscrites par le tissu pulmonaire hépatisé en gris. Le foie, la rate, les reins ne présentent absolument rien à noter.

OBS. 53. — *Épanchement pleurétique ouvert à l'extérieur entre les côtes.* (ANDRAL. *Clinique médicale*, t. IV, p. 455, obs. 17.)

Le titre de l'observation de M. Andral semble éloigner le fait qu'il rapporte de la catégorie de ceux dont je m'occupe en ce moment, mais la lecture attentive de l'histoire du malade, démontrera que, s'il y a eu communication entre l'abcès extérieur et la cavité pleurale, cette communication n'a été que secondaire.

Une femme de 55 ans, entre à la Charité le 10 juillet 1820. Deux mois auparavant elle avait eu une fluxion de poitrine avec des douleurs au-dessous de la mamelle droite et toux sèche. Depuis cette époque elle tousse et a l'haleine courte.

État au 11 juillet.— Face rouge, vive anxiété; le décubitus sur le côté droit est seul possible, les téguments de ce côté sont œdématiés, la dyspnée est très grande et aussitôt que la malade se place sur son séant elle est prise de violentes quintes de toux qui s'opposent à ce que l'auscultation puisse être utilement pratiquée. D'un autre côté, l'infiltration des téguments rend infidèles les signes fournis par la percussion, qu'on peut, d'ailleurs, à peine exercer à cause de la douleur qu'elle excite.

Le lendemain 12, l'état plus calme de la malade permet de pratiquer l'auscultation; le bruit respiratoire s'entend à gauche avec force et netteté; à droite on l'entend partout net, mais très faible.

17 août. Le pouls est fréquent, la peau chaude; à droite le bruit respiratoire ne s'étend plus; l'épanchement s'est évidemment accru.

A partir du 29 juillet une tumeur fluctuante se dessine au-dessous de la clavicule; un bistouri y est plongé le 16 août. Mort le 20.

A l'AUTOPSIE on trouve du pus infiltré dans une grande partie du tissu lamineux sous-cutané. Entre la cinquième et quatrième côte existe une ouverture à bords irréguliers par laquelle le pus contenu dans la plèvre s'est fait jour à l'extérieur de la poitrine.

OBS. 54. — *Abcès aigu des parois thoraciques, déterminé par une pleurésie enkystée qui prend une nouvelle recrudescence pendant l'évolution du phlegmon extérieur. Autopsie.* (*Gazette des hôpitaux*, 10 janvier 1854.)

Le 12 décembre 1853 est entré à la Charité, dans le service de Velpeau, salle Sainte-Vierge, lit n° 5, le nommé A..., charretier, âgé de 18 ans, d'une bonne constitution.

Le 9 au soir il avait été pris d'un frisson intense qui n'avait cédé qu'au bout d'une heure, et s'était accompagné de douleurs vagues au côté gauche de la poitrine, de vomissements et d'un malaise extrême ; le lendemain il n'y avait pas d'amélioration.

Le 12. Fièvre, agitation, gêne dans toute la mamelle gauche qui est douloureuse à la pression, mais pas d'empâtement.

Le 14. La tuméfaction se prononce. Les jours suivants, œdème puis bosselures fluctuantes, dont la plus considérable avoisine le bord interne du sternum, non loin de la clavicule.

Le 21. M. Velpeau fait, en ce point, une incision de 4 à 5 centim. perpendiculairement aux fibres du grand pectoral, de manière à obtenir une ouverture toujours béante ; il en sort une grande quantité de pus homogène, bien lié ; chaque effort de toux amène la sortie d'un flot de pus.

Le 27. Exacerbation fébrile ; pendant les 8 jours suivants, l'état du malade s'est progressivement aggravé, en même temps qu'augmente l'épanchement pleurétique ; la matité d'abord limitée s'étend ; anxiété portée au plus haut point pendant les trois derniers jours. Mort le 3 janvier.

AUTOPSIE. — Foyer purulent sous le grand pectoral ; foyer limité en dedans par les insertions sternales, longeant le bord supérieur du petit pectoral, en passant au-dessous de l'insertion coracoïdienne de ce muscle ; il allait se prolonger sous l'aisselle autour des vaisseaux et nerfs de cette région ; par sa face profonde, il siégeait sur les muscles du deuxième espace intercostal. Ces muscles eux-mêmes ramollis, éraillés, contiennent dans leur épaisseur quelques noyaux purulents ; toutefois un stylet, introduit à travers les éraillures, ne pouvait en aucune façon pénétrer dans la cavité pleurale. Plus tard on reconnut que les fausses membranes la fermaient en dedans. Après avoir enlevé la paroi thoracique et constaté que les côtes étaient saines et recouvertes de leur périoste, on tomba dans deux foyers purulents formés évidemment par des pleurésies circonscrites ; l'un est placé au niveau de l'abcès extérieur ; l'autre, inférieur et considérable, se prolonge jusque derrière le péricarde ; elles datent évidemment d'un temps éloigné car les parois ont en certains points 1 centim. d'épaisseur ; le liquide contenu est séro-purulent.

Obs. 55. — *Abcès aigu considérable dans le creux de l'aisselle droite. (Pleurésie antérieure ; passage du pus dans la cavité pectorale. Mort. Autopsie.)* (M. Boinet. *Gazette médicale de Paris*, 1837, p. 311.)

Une jeune fille de 15 ans, nommée Joséphine G..., vint à l'Hôtel-Dieu le 27 septembre 1836 pour des douleurs qu'elle ressentait dans l'épaule droite, depuis quelques jours seulement. A son entrée elle fut placée dans un service de médecine, où elle resta trois semaines. On lui avait fait une saignée du bras et appliqué des cataplasmes sur l'aisselle et la région latérale et antérieure droite de la poitrine qui étaient le siège de douleurs vives. Pendant ce temps une tumeur considérable s'était développée dans l'aisselle ; la malade fut transférée dans un service de chirurgie.

On constate une énorme tuméfaction de la partie antérieure et latérale de la poitrine ; percussion et auscultation au point de vue de la lésion primitive de la plèvre. Une large incision est pratiquée qui donne écoulement à un flot de pus ; les mouvements d'inspiration et d'expiration favorisent la sortie du pus ou l'entrée de l'air, d'où Blandin conclut à une perforation de la plèvre.

Mort au bout de quatre à cinq jours.

Autopsie. — On trouve dans les deuxième et troisième espaces intercostaux des ouvertures fistuleuses faisant communiquer le foyer de l'abcès avec la cavité pectorale ; le poumon adhère aux côtes dans plusieurs points et remplit la cavité thoracique. Les adhérences sont disposées de telle sorte qu'elles séparent le côté droit de la poitrine en deux cavités, l'une supérieure, l'autre inférieure, communiquant ensemble par une ouverture arrondie, assez large pour admettre le doigt et située entre le poumon et les côtes, dans le point où le viscère est adhérent. Les adhérences qui séparent en deux la cavité thoracique sont peu anciennes quoique assez résistantes ; la surface costale du poumon est recouverte de pseudo-membranes épaisses, blanchâtres, molles, albumineuses ; elle est raboteuse et chagrinée ; 4 petits abcès de la grosseur d'un grain de chènevis existent à la surface externe et costale de ce poumon ; rien dans la cavité gauche : il est impossible de rencontrer un poumon plus sain.

Obs. 56. — *Dégénérescence cartilagineuse de la plèvre avec abcès simulant un épanchement.* (Oulmont. *Union médicale*, 1847.)

O..., commis libraire, âgé de 21 ans, entra à l'hôpital, le 21 janvier 1845, neuf mois auparavant il avait été pris d'un point de côté très douloureux du côté droit de la poitrine, accompagné de toux et d'oppression. Depuis six mois la toux avait persisté et il y avait des sueurs nocturnes. Il y a un mois environ il est survenu une tuméfaction assez considérable à la mamelle un peu en dehors ; à l'entrée du malade à l'hôpital on trouve une tumeur de la grosseur d'une noix au-dessous du bord antérieur de l'aisselle ; elle est élastique, fluctuante et mate. Craquements et souffle au sommet du poumon ; plus bas, bruit respiratoire nul, dyspnée, pas de fièvre.

On songe à faire l'opération de l'empyème ; le malade y échappe par la mort.

AUTOPSIE. — Plèvres adhérentes très épaissies vers la partie médiane, production cartilagineuse très dense. Abcès en dehors ; la sixième côte en contact avec le pus est blanchâtre, rugueuse.

OBS. 57. — Mémoire de WUNDERLICH.

Il s'agit d'un homme âgé de 27 ans, manœuvre, d'une bonne santé antérieure. A la suite d'un refroidissement au commencement du mois d'octobre 1857 il est pris de frissons, de fièvre avec toux douloureuse, expectoration abondante, anorexie. Saignée au début.

Diagnostic. — Pleuro-pneumonie probable du côté gauche, trois mois après péri-pleurite.

État actuel. — Le malade, le 14 janvier 1858 à l'hôpital. Apparence cachectique, amaigrissement considérable. Sur le côté gauche de la poitrine s'étend, une tumeur aplatie, fluctuante, elle devient crépitante, sonore à la percussion. L'empyème sous-cutané semble provenir de l'ouverture dans les bronches de l'abcès pariétal. Le malade est en même temps albuminurique ; malgré une complication aussi grave sa position s'améliore, après avoir offert de l'inquiétude. La tumeur disparait, l'albuminurie diminue et il se produit un rétrécissement de la poitrine comme pour donner la démonstration de la pleurésie antérieure.

Le malade sort de l'hôpital dans un état satisfaisant,

OBS. 58. — WUNDERLICH. *Loc. cit.*

Ernest W..., 53 ans, maçon, ancienne dilatation des bronches, péripleurite à gauche par suite de refroidissement, tumeur dure sur la paroi thoracique, fièvre avec prostration au début, plus tard état pseudo-typhoïde apyrétique ; râles de bronchite, albuminurie peu abondante. Mort au bout de quatre semaines ; vaste abcès péripleurétique avec altération secondaire du périoste et des côtes ; abcès nombreux sous la plèvre costale gauche ; abcès également sous-pleural à droite ; fausses membranes et adhérences de la séreuse injectée, dilatation en ampoule des bronches des deux côtés avec des noyaux pneumoniques. Collection purulente sous l'endocarde, sous le péritoine du foie, à la superficie et à l'intérieur du rein.

OBS. 59. — BILLROTH.

J. W..., peintre, âgé de 29 ans, reçu à l'hôpital le 13 juillet, mort le 11 août. Il y a onze semaines, il fut pris, sans cause connue, de douleurs lancinantes au côté gauche de la poitrine, accompagnées de fièvre. Les douleurs diminuèrent au bout de quelques jours, après l'application de ventouses et de sangsues. Cependant il se formait progressivement, sous la peau, une tumeur qui fut ouverte par le médecin traitant. Évacuation d'une grande quantité de pus.

Apparition de nouvelles tumeurs se vidant spontanément. Envoi du malade à l'hôpital.

État actuel. — Aspect anémique, huit fistules à la partie inférieure du côté gauche de la poitrine, la sonde ne reconnait aucune dénudation des côtes ni des cartilages; œdème autour des fistules, légère augmentation du volume de la moitié gauche du thorax. L'examen du malade par l'auscultation et la percussion est rendu difficile à cause de la douleur. Matité en arrière et en bas, à partir de la septième côte, murmure vésiculaire affaibli, rien à droite. Le malade refuse de laisser examiner le cœur. Diagnostic : Périostite chronique avec carie imminente, excision des fistules; recherche inutile d'une côte cariée.

Billroth abandonne son premier diagnostic et pense à un empyème enkysté ouvert à l'extérieur; fièvre hectique et mort.

AUTOPSIE. — Le péricarde énormément distendu contient environ une livre d'un liquide séro-sanguinolent et des villosités récentes. Poumon droit à peu près sain. Deux livres de liquide dans chacune des deux plèvres. Le poumon gauche par la surface inférieure et externe de son lobe inférieur est fortement fixé à la plèvre diaphragmatique et à la plèvre costale. Une sonde poussée de l'extérieur n'entre pas dans la cavité thoracique. Vaste abcès limité en haut par la plèvre diaphragmatique et la plèvre costale un peu enlevée, en bas par le diaphragme, en dehors par la paroi thoracique. L'abcès a environ le diamètre d'une tête d'enfant. Adhérence du foie au diaphragme; sa couleur est noir muscade, son tissu est sain. La rate est adhérente au diaphragme, ramollie et augmentée de volume; les côtes ne sont pas dénudées.

OBS. 60. — BILLROTH.

H. D..., domestique, âgé de 36 ans, reçu le 21 septembre, sorti guéri le 10 novembre.

Le malade est trapu, vigoureux. Il a été pris il y a quatorze jours de frissons avec élancements dans le côté droit et gêne de la respiration. D'après le premier médecin traitant, le malade avait une pleurésie aiguë du côté droit, qui s'était améliorée sous l'influence d'un traitement antiphlogistique. Au bout de dix jours, symptômes extérieurs de phlegmon des parois thoraciques.

État actuel. — Du côté droit du thorax; jusque dans le creux axillaire, la peau est très rouge, œdémateuse; matité au tiers inférieur; pas de murmure vésiculaire, pas de vibrations vocales, œdème à l'épaule droite. Le 25 septembre, probablement ouverture d'un abcès axillaire; il sort une demi livre de pus épais.

2 octobre. Nouvelle tumeur à deux pouces au-dessous de l'ancienne; nouvelle incision, écoulement d'une livre de pus crémeux.

Les jours suivants, le malade est pris d'une diarrhée intense qui disparaît rapidement. Le chirurgien constate par l'auscultation, et à droite, un bruit de sifflet caractéristique.

Le 19. Billroth craint une arthrite de l'articulation scapulo-humérale. Recrudescence de la pleurésie droite et signe de pleurésie à gauche, pas d'expectoration.

Le 20. Troisième tumeur dans l'aisselle; elle s'ouvre spontanément.

Le 27. Abcès sous la clavicule droite, incision.

10 novembre. Le malade sort guéri.

Obs. 61. — *Carie costale.* — Prise dans le service de M. Quénu (Bonnel).

Le nommé Eugène G..., 26 ans, employé des postes, entré à l'hôpital Cochin, salle Chassaignac, n° 9.

Comme *antécédents*, nous ne trouvons rien de bien frappant, il n'a jamais fait de maladie sérieuse.

Au mois d'août 1890, il eut une indigestion causée par l'ingestion de viande gâtée et d'une grande quantité de boissons glacées. Sa santé, jusqu'alors très bonne, n'a cessé de péricliter depuis. Diarrhée fréquente, alternant avec une constipation opiniâtre. Perturbation de l'appétit, langue saburrale, sueurs nocturnes, amaigrissement rapide, pâleur extrême. Point de côté violent, siégeant à gauche, au niveau des trois dernières côtes. La diarrhée est devenue incoercible, la faiblesse a augmenté, l'appétit a complètement disparu.

Le 31 décembre 1890, il entre à l'hôpital dans un état de cachexie extrême. Au niveau du point de côté on trouve une tumeur qui d'abord était grosse comme une noix, a augmenté peu à peu et, aujourd'hui, a le volume d'une grosse orange.

L'interne, M. Potier, lui pratique quatre ponctions successives avec l'aspirateur Dieulafoy. Il donna de la sorte issue à un pus verdâtre, mal lié, grumeleux, de mauvaise nature, surtout dans la dernière ponction où le pus était si épais qu'il ne put sortir par l'ouverture d'une grosse aiguille.

Opération, le 29 janvier. — La tumeur est d'abord ouverte largement et évacuée. M. Quénu se mit alors en devoir d'enlever les côtes qui étaient saines à l'extérieur. Trois côtes furent réséquées; elles étaient manifestement cariées à leur face interne. On se trouva alors en présence d'une grande poche ayant décollé la plèvre pariétale s'enfonçant jusqu'à la colonne vertébrale.

Raclage soigné et lavage au chlorure de zinc. Drain de 20 centim. de long dans la partie déclive de la plaie. Suture Pansement.

Le malade ne se ressent pas de son opération. On continue à le panser tous les jours ; il s'écoule une abondante sérosité purulente.

La fièvre est tombée, température 37°,5.

1er mars. La sécrétion diminue, les lèvres de la plaie sont très bien réunies. Il persiste un trajet fistuleux profond.

1er avril. Le malade a beaucoup engraissé. Il pesait 120 livres en entrant Jusqu'au jour de l'opération il a encore maigri de 20 livres. A cette date il pèse 130 livres, ce qui fait 30 livres en deux mois.

On ne le panse plus que tous les deux jours. La plaie est en très bon état.

1er mai. Le malade à une bonne santé.

Le drain n'a que quelques centimètres. La plaie est en parfait état.

Le 14. Le malade quitte l'hôpital où il revient tous les deux jours pour se faire panser.

Il ne tousse plus, la respiration est facile et se fait normalement. L'auscultation ne donne aucun signe, pas d'albumine dans les urines.

Le 25. Le malade est aussi bien que possible. Il persiste une seule fistule à la place du drain qui n'existe plus. Des bourgeons de bonne nature tendent à oblitérer ce manque de substance.

Il est probable que les choses vont pour le mieux maintenant.

Si nous examinons les antécédents du malade nous devons conclure que ce n'est pas cette indigestion qui a déterminé les phénomènes si graves que relate M. Bonnel. Ces vomissements sans cause, cette diarrhée incoercible, ces sueurs, etc., nous décèlent la tuberculose. Il s'est fait à la face profonde des côtes un vaste abcès, et si nous comparons la lésion osseuse au volume de l'abcès, on voit combien la disproportion est grande.

Observations d'abcès froids d'origine osseuse.

Obs. 62. — Recueillie dans le service de M. Peyrot.

Le nommé Eugène D..., âgé de 39 ans, reçut au niveau du mamelon un coup de couteau.

Il en résulta une plaie fistuleuse avec nécrose osseuse qui nécessita le grattage de la poche et la résection des cartilages costaux, le 6 janvier 1891.

On constate à l'examen une plaie fistuleuse à bords douloureux, fongueux, d'où s'écoule un pus mal lié. Un stylet introduit par un orifice montre des décollements sous-cutanés.

La paroi est incisée à ce niveau et on voit que les cartilages et les côtes sont altérés, recouverts de fongosités qui s'enfoncent à travers la paroi par des pertuis qui conduisent à leur face interne.

Les cinquième, sixième et septième cartilages costaux et la portion des côtes attenante sont réséqués. La plaie n'est pas suturée. Le pansement se compose de gaze imbibée de naphtol. Après un temps assez long le malade sort complètement guéri.

Cette observation nous semble très intéressante, car il semble s'être fait là une inoculation tuberculeuse ou du moins un traumatisme ayant facilité l'éclosion de la tuberculose.

Cet homme, en effet, jusque-là s'était très bien porté ; il n'a présenté aucun signe de tuberculose et n'avait pas d'antécédents héréditaires.

Obs. 63. — *Nécrose du sternum, résection; hémorrhagie de la mammaire interne.* (Verneuil. *Société de chirurgie*, 4 novembre 1874.)

En 1870, j'ai eu à traiter à l'hôpital Lariboisière, un malade atteint de nécrose du sternum. L'ablation du séquestre, faite avec toutes les précautions imaginables pour ne pas blesser l'artère mammaire interne ou l'une de ses branches, fut, cependant, suivie d'une hémorrhagie très abondante que j'essayai vainement d'arrêter en bourrant la cavité à l'aide d'une éponge introduite de force. La difficulté, sinon l'impossibilité, de rechercher et de lier les deux bouts d'une artère dans une cavité profonde tapissée de bourgeons fongueux et friables, la difficulté de lier l'artère mammaire à distance au-dessous du point lésé, le danger de la cautérisation au fer rouge ou du tamponnement forcé avec ou sans agents styptiques au voisinage des cavités pleurales péricardique et médiastine, m'engagèrent à chercher autre chose. Portant alors l'extrémité de l'index gauche sur le siège présumé de l'hémorrhagie, je réussis par tamponnement à arrêter le sang par la pression digitale. Choisissant ensuite parmi les instruments que j'avais sous la main, une simple pince à pansement, à branches croisées, à mors demi-olivaire assez fort et à fermeture rendue permanente, j'en glissai doucement et aussi obliquement que possible les mors entr'ouverts au-dessus de la pulpe du doigt et, saisissant les parties molles sous-jacentes, je rapprochai et fermai les branches.

L'écoulement sanguin fut ainsi définitivement arrêté. La pince, fixée et laissée en place pendant 48 heures, fut ensuite enlevé, sans que l'hémorrhagie ait reparu.

Obs. 64. — *Périostite externe suppurée chronique de la tubérosité interne du tibia gauche avec synovie de voisinage et des neuvième, dixième et onzième côtes.* (Charvot.)

Pierre M..., âgé de 24 ans, soldat au 13e régiment d'artillerie, est entré au service le 6 janvier 1875. Il n'indique pas d'antécédents héréditaires, mais pendant son enfance, il a présenté quelques accidents strumeux ; forgeron, avant son incorporation il n'a point de grandes maladies et n'a jamais eu ni pleurésie, ni aucune affection de poitrine.

Dans le courant de mai 1876, cet homme commença à ressentir à la partie supérieure de la tubérosité interne du tibia gauche une douleur légère qui devint progressivement plus intense ; au même point apparut, sans aucun changement de couleur à la peau, un gonflement qui augmenta lentement avec la douleur.

Celle-ci obtuse, permanente, s'exagérait considérablement par la pression et les mouvements. Après une quinzaine de jours, le malade fut contraint de cesser tout service à cheval ; il resta néanmoins à la caserne, occupé à divers travaux manuels ; mais il marchait péniblement en traînant la jambe. Le médecin du corps dut même l'exempter de service (8 juin) et appliqua sur la tumeur de la teinture d'iode, puis un vésicatoire, mais le gonflement et les douleurs ne cédèrent pas et, le 10 août, le malade entra à l'hôpital militaire du Gros-Caillou. Un vésicatoire fut encore appliqué sans succès, une incision au bistouri ne laissa couler que du sang. On fit alors le pansement ouaté qui fut renouvelé 3 fois. Comme il n'y avait pas d'amélioration sensible (5 septembre) on passa un appareil silicaté autour du genou. L'appareil resta en place 75 jours et ne fut enlevé que le 18 novembre au Val-de-Grâce, dans le service de M. le professeur Gaujot (où le malade avait été évacué). La tuméfaction avait légèrement augmenté ; on substitua une gouttière avec pansement simple à l'appareil silicaté.

Au commencement de janvier 1877, le malade ressentit une douleur sourde, permanente, s'exagérant beaucoup à la pression et siégeant à la partie supérieure de la face interne du tibia, un peu au-dessous de l'ulcération primitive; peu après, on constata au même endroit, en avant de la tubérosité interne du tibia, une collection liquide ; la pression fit sortir par la plaie située au-dessus, un liquide filant et jaunâtre.

En même temps évoluait une autre manifestation de la périostite externe. A la fin du mois d'août 1876, le malade avait découvert sur le côté droit de son thorax, une tuméfaction dure et indolente ; ce gonflement, qui correspondait au tiers postérieur des huitième, neuvième, dixième et onzième côtes, était mal limité, à peu près circulaire et de 10 centim. de diamètre environ. Cette tumeur resta stationnaire jusqu'au milieu de décembre, puis se ramollit, et après avoir légèrement descendu le long des côtes, vint s'ouvrir spontanément à la partie inféro-externe du thorax ; il en est sorti une grande quantité de pus, et l'orifice fistuleux qui en résulta suppura abondamment depuis, sans que le malade ressentit grande douleur.

Au moment où l'observation est prise au Val-de-Grâce, on note l'état suivant (8 février 1877) :

La région inférieure du genou est tuméfiée dans sa totalité et le gonflement est d'autant plus apparent, que la cuisse et la jambe sont notablement atrophiées. A la partie supérieure de la tubérosité interne du tibia, siège primitif de l'affection, on voit une saillie mal limitée, d'un rouge violacé, surmontée d'une ulcération grande comme une pièce de un franc, à bords grisâtres, nets et décollés, à fond gris jaunâtre et fongueux. Cette saillie fongueuse, molle et pâteuse à la palpation, ne donne pas la sensation d'une fluctuation franche ; une pression assez forte fait sortir de la plaie et par une petite ouverture fistuleuse située un peu en avant, quelques gouttes d'un pus jaunâtre mal lié ; on sent un empâtement mou dans toute la région qui correspond aux tubérosités interne et antérieure du tibia ; ces points sont le siège d'une douleur sourde et continuelle devenant très vive à la pression. Le stylet pénètre sous la lèvre inférieure de la plaie et se meut librement sur une large surface entre la peau et la face externe des tubérosités interne et antérieure du tibia ; en aucun point on ne trouve l'os à nu ; partout il est recouvert de fongosités charnues semblables à celles de la plaie et saignant très facilement. En palpant le genou qui, à la vue, semble tuméfié, on sent que la synoviale est épaisse et qu'il existe un empâtement diffus dans toutes les parties molles autour de la rotule. Au-dessous de cet empâtement superficiel, on sent une fluctuation légère et profonde. La rotule n'est pas modifiée et a conservé sa mobilité. L'articulation du genou n'est nullement douloureuse, elle a conservé une partie de ses mouvements ; quand on fait plier le genou, le malade n'éprouve qu'un sentiment de raideur et de tension.

L'abcès de la poitrine siège à la partie inférieure du thorax, au niveau des dixième et onzième côtes. Son ouverture est circulaire, de la largeur d'une pièce de cinq francs ; les bords œdématiés et décollés sont renversés en dedans. Le fond est couvert de fongosités grisâtres, pâles, mollasses, qui saignent au moindre contact ; il en sort un pus jaunâtre, assez bien lié, mélangé de grumeaux et non fétide.

Le stylet engagé sous la lèvre postérieure de la plaie pénètre en remontant à une profondeur de 6 à 8 centim. ; la peau est décollée sur une large surface ; partout l'on rencontre une surface épaisse, charnue, qui n'est autre que le périoste recouvert de fongosités, excepté en un point très limité où le stylet arrive sur la surface osseuse d'une côte dénudée. La région qui correspond aux huitième, neuvième et dixième côtes, présente un gonflement et un empâtement diffus, assez étendu ; elle est douloureuse à la pression. On perçoit, en ce point, quelques frottements pleuraux. Comme état général on note : amaigrissement notable, face pâle et très fatiguée ; peu d'appétit, tous les soirs mouvements fébriles, mais on ne trouve pas les signes de la tuberculose confirmée. Le malade après avoir servi aux examens est évacué du Gros-Caillou et nous le perdons de vue.

Cette observation est intéressante parce qu'elle montre très nettement le développement multiple de la périostite externe dont on voit éclore successivement deux manifestations sur des points très éloignés du squelette : le tibia et les côtes.

Nous remarquons combien cette observation est incomplète ; il n'y a pas eu d'opération et Charvot se contente d'un examen très superficiel, où il constate cependant une lésion osseuse. Si l'opération avait eu lieu il est probable qu'il eût trouvé des foyers sous-costaux, ce qui d'ailleurs n'aurait sans doute pas modifié son opinion parfaitement arrêtée.

Obs. 65. — *Abcès froid sous mammaire, probablement d'origine costale.* (Service de M. Peyrot.)

La nommée Marguerite D..., âgée de 24 ans, exerçant la profession de pâtis sière, est entrée le 9 février.

27 février. Opérée.

14 mars. Sortie.

Abcès froid sous-mammaire du sein gauche.

La malade remarque, il y a environ trois mois, une petite grosseur au sein gauche; elle ne sait pas quand cette grosseur a commencé; pas de douleurs.

Actuellement on sent sous la glande mammaire des petites masses lobulées, fluctuantes. Ganglions axillaires. Le sein est plus gonflé, plus douloureux; l'abcès est plus volumineux, plus superficiel, la glande mammaire n'est plus indépendante de l'abcès.

Pommade à l'iodure de plomb, le 22 février 1891.

Le 27 février, incision au niveau du pli sous-mammaire sur la ligne méd iane il sort un peu de pus, au niveau l'os est dénudé et l'on trouve beaucoup de fongosités autour qui sont enlevées par le grattage; la glande mammaire est repoussée en avant, séparée de la paroi thoracique par un prolongement de l'abcès.

Lavage au sublimé; on met une mèche de gaze iodoformée.

Obs. 66. — *Carie costale de la face interne des côtes et de l'extrémité inférieure du cubitus.* (Recueillie par M. Bonnel, dans le service de M. Quénu.)

Pierre C..., âgé de 33 ans, journalier. Le malade entra le 31 janvier 1891, salle Chassaignac, n° 1, à l'hôpital Cochin.

Pas d'*antécédents héréditaires.* — Père et mère bien portants. Bonne santé habituelle, sauf une fièvre typhoïde en 1887. Depuis le mois de mars 1890, le malade s'est aperçu d'une tumeur petite, située sur le côté gauche du thorax, qui ne lui occasionnait d'abord aucune douleur. Peu à peu, cette tumeur a augmenté de volume et c'est seulement le 27 novembre 1890 qu'il se décide à entrer à l'hôpital dans le service de M. Anger. A ce moment un petit abcès se forme, il fut ouvert le 4 décembre 1890. On résèque même un petit bout de la huitième côte. Depuis ce moment il est toujours resté un petit trajet fistuleux donnant très peu de pus. C'est pourquoi le malade entra de nouveau à l'hôpital.

État actuel. — Son état général est bon. Le malade est vigoureusement musclé, il ne présente pas de lésions pulmonaires. Sur le côté gauche du thorax, au niveau de la huitième côte, on trouve encore des cicatrices de l'incision précédente et vers sa partie moyenne un petit trajet fistuleux par lequel s'écoulent tous les jours quelques gouttes de pus. Un stylet permet de constater un décollement qui semble peu étendu, mais on arrive quand même sur la huitième côte. L'état local et général reste le même pendant un mois. Le 18 février on s'aperçoit d'une petite tuméfaction développée sur l'extrémité inférieure du cubitus droit, qui augmente tous les jours suivants. C'est la formation d'un nouveau foyer de tuberculose locale. Pas de modification de la peau à ce niveau.

Opération, le 16 mars. — Grattage de l'ancienne cicatrice. Large incision ovalaire entourant tout le tissu cicatriciel et ablation du trajet fistuleux ancien et de la peau qui l'entoure dans une étendue de 2 centim. jusqu'au point où elle est absolument saine. Large incision transversale de 12 centim. environ au niveau de la neuvième côte. On tombe sur des petits foyers caséeux fusant au milieu des muscles. Incision verticale de 12 centim. joignant l'extrémité inférieure de la précédente; on trouve encore de nouveaux foyers caséeux, ceux-là plus limités et mieux localisés que les précédents. On touche ces foyers tuberculeux avec une solution de chlorure de zinc. Ceci fait, on commence les résections costales des cinquième, sixième, huitième, neuvième, dixième et onzième côtes; on résèque 2 centimètres et demi de la sixième côte, 3 à 4 centim. des cinquième et septième côtes; enfin 5 centim. des neuvième, dixième et onzième. A la face interne de chacune de ces côtes on trouve des petits foyers caséeux usant entre la plèvre, qui est très épaisse à ce niveau, et la face interne des côtes. Au moment de la section des côtes, les artères intercostales donnent beaucoup de sang, mais la résection est faite très rapidement. Il est alors très facile de pincer les artères lorsque la côte est complètement enlevée.

Toutes les lésions osseuses siègent sur la face interne des côtes. La face externe paraît absolument saine. A la face interne on voit de véritables ulcérations avec disparition du périoste, nécrose, tissu osseux friable. Sur les six côtes fréséquées, les lésions siègent cinq fois à la face interne.

Suture de la peau. Drainage. Pansement iodoformé.

Deuxième opération. — Incision sur le bord postérieur du cubitus, décollement du périoste avec la rugine. Résection de la moitié interne de l'extrémité inférieure du cubitus sur une étendue de 3 centim. environ. Suture. Drain. Pansement iodoformé. Réunion par première intention Huit jours après l'opération on enlève le drain et les fils

Suites opératoires. — Le malade n'a jamais présenté de grande température. De temps à autre un peu d'exacerbation vespérale. Le changement du pansement mettait tout en ordre. Pourtant une fistule a persisté fort longtemps à la place du drain; elle s'est comblée peu à peu, et aujourd'hui tout serait fini de ce côté s'il n'existait dans la cicatrice des bourgeons mollasses de mauvaise nature qui nécessitent une cautérisation assidue au nitrate d'argent et retardent d'autant une guérison sûre.

L'état du malade s'est toujours bien maintenu, et si l'on pouvait l'envoyer à la campagne et lui donner une nourriture saine et abondante, nous sommes persuadés qu'il se relèverait très vite de sa longue maladie. Malheureusement sa lésion osseuse du cubitus semble récidiver, une nouvelle opération sera sûrement nécessaire ; voilà surtout ce qui le tient encore à l'hôpital.

OBS. 67. — *Carie sternale. Résection presque complète du sternum.* (Communiquée par M. TUFFIER.) Thèse de BONNEL.

C..., entre le 20 août 1888 à l'hôpital Cochin, salle Boyer, n° 18, pour se faire soigner d'une affection chronique du sternum. C'est un garçon de 25 ans, assez pâle, maigre, mais bien développé ; il n'a pas d'antécédents dignes d'être racontés.

Au mois de janvier 1885, il vit apparaître, sans aucune cause connue, une petite tumeur au niveau du tiers inférieur du sternum. Cette tuméfaction était indolente, du volume d'une noix. La peau, d'abord normale à son niveau, devint rouge à mesure que la tumeur se développait. En même temps se manifestèrent des quintes de toux et une certaine anxiété respiratoire ; trois mois après le début de ces accidents, au mois de mars, il se fit brusquement une rupture spontanée de la tumeur : une quantité notable de liquide s'écoule et les accidents de toux et de dyspnée disparaissent. Mais l'écoulement du pus persista et l'ouverture devint fistuleuse pour s'oblitérer de temps en temps.

L'état général du malade restait excellent et notre homme continua son état de papetier pendant trois ans jusqu'au commencement de l'année 1888.

Alors survinrent quelques douleurs au niveau du sternum. La suppuration augmenta, les forces diminuèrent, le malade fut obligé d'entrer à l'hôpital.

C'est à ce moment que M. Tuffier l'examina. Il trouva au niveau du tiers inférieur du sternum une tuméfaction du volume d'une mandarine, empiétant sur le côté gauche de la région, tuméfaction violacée, dure, adhérente au sternum et présentant à son centre une fistule. Elle conduit le stylet jusqu'à l'os dénudé et friable.

La tumeur et son exploration sont indolentes. L'examen de la plèvre et du poumon ne relève aucune altération, aussi bien au voisinage de la fistule que du côté des sommets.

L'état général est assez satisfaisant. Le diagnostic de tuberculose du sternum s'impose.

Cependant M. Tuffier avant toute intervention ordonna l'huile de foie de morue à haute dose et des pilules d'iodoforme.

Le résultat de ce traitement général ne pouvait être douteux, il fallait intervenir.

OPÉRATION, le 28 août. — M. Tuffier fit sur la fistule une longue incision cruciale dont les deux traits viennent se croiser au niveau de l'ouverture de la fistule. Autour d'elle existe une masse fibro-caséeuse qu'il extirpe par dissection. L'os au-dessous est dénudé, perforé, friable et nettement tuberculeux ; il est évidé à la curette tranchante. A travers les perforations on aperçoit des fongosités sous lui. La perte de substance, véritable trépanation, présente le volume du pouce. Constatant l'envahissement du médiastin, il fallait se mettre en devoir de réséquer le sternum. Pour cela M. Tuffier décolle toutes les parties molles, y compris le périoste ; il obtint ainsi quatre lambeaux qu'il fit récliner en passant quatre fils aux quatre pointes. L'os fut ainsi mis à nu. Introduisant alors une grosse sonde cannelée fortement recourbée sous cet os, il fit glisser une des branches d'une pince coupante dans la cannelure et put ainsi commencer la section de l'os.

Il détacha plusieurs triangles osseux par ce moyen et se fit ainsi une grande ouverture par laquelle on put explorer le médiastin. Il était rempli de fongosités de haut en bas. La face postérieure du sternum était rugueuse et dénudée dans la plus grande partie de son étendue.

M. Tuffier ne s'arrête pas là, il continue la résection du sternum et des côtes avec la pince coupante. La partie restante du sternum, était soutenue par un davier et les parties profondes étaient repoussées avec une valvule plate. Le cœur bat au fond de la plaie. Tout le sternum est enlevé, il ne s'arrête qu'au deuxième espace intercostal en haut. Là les fongosités s'arrêtent, la face postérieure du sternum est adhérente à son périoste normal et n'est pas dénudée. Chemin faisant, le cinquième et le quatrième cartilages avaient été réséqués dans l'étendue de 3 centim.

La même résection est continuée en bas sauf l'appendice xiphoïde, le dernier centimètre, sur lequel s'insère le diaphragme.

Cette résection terminée, M. Tuffier se trouva en présence d'une large excavation étendue du deuxième espace intercostal jusqu'à la pointe xiphoïdienne, limitée de chaque côté par les cartilages intercostaux sans appui et formée profondément par une masse fongueuse qui tapisse le péricarde et le cœur dont on voit les battements.

Ces fongosités sont grattées avec le plus grand soin à la curette tranchante, poursuivant tous les bourgeons de mauvaise nature dans tous les recoins de la plaie ; l'opération fut ainsi terminée.

Réunion des quatre lambeaux, drainage au point déclive. Pansement iodoformé et ouaté.

Suites opératoires. — Elles sont nulles. Le troisième jour, le premier pansement ainsi que le drain est enlevé. Le 8 septembre, la plaie est réunie partout, sauf à l'ancienne place du drain. Pendant tout ce temps, le malade étendu sur le dos n'a présenté aucun accident du côté de l'appareil respiratoire. Le cœur a fonctionné normalement.

Pendant les semaines suivantes, la cicatrice resta parfaite, mais l'orifice par lequel passait le drain persista. L'état général du malade était parfait, notre homme se promenait sans aucune douleur ; la cicatrice prenait de jour en jour une consistance plus ferme. Le 5 décembre, résolu à en finir avec cet orifice fongueux, M. Tuffier endort de nouveau le malade, explore la petite plaie et trouve au fond un petit séquestre, séance tenante la plaie est agrandie, le fragment osseux libéré et enlevé. Il avait le volume d'une noisette et était développé au niveau de l'appendice xiphoïde. Le trajet et la cavité sont grattés.

Même pansement iodoformé et ouaté. Continuation du traitement général par l'huile de foie de morue et l'iodoforme.

15 janvier. Le malade quitte l'hôpital complètement guéri.

10 mars. M. Tuffier reçut de ses nouvelles, il lui écrivait pour lui annoncer qu'il avait repris son travail habituel; qu'il ne souffrait pas et qu'il pouvait exécuter tous les mouvements de sa profession; lui adressant en même temps les remerciements les plus chaleureux.

Sur une invitation de M. Tuffier, il revient à l'hôpital.

Voici ce qu'on trouva : Le thorax était un peu rétréci à partir de la deuxième côte. La cicatrice est solide; une aiguille enfoncée à ce niveau, tombe sur une surface osseuse régulière.

A partir de la quatrième côte, la peau est froncée, la cicatrice est dure, mais nulle part n'existe de trace de substance calcaire ou osseuse; il n'y a donc eu que régénération partielle de l'os. L'état général est bon, les mouvements ne sont pas gênés et la respiration s'exécute librement.

Dans cette observation nous voyons les lésions siéger à la face interne du sternum, mais les lésions étaient tout aussi considérables du côté des parties profondes, plèvre et péricarde qui formaient la paroi postérieure de l'abcès froid sous-costal. C'est une de ces observations que nous rangeons dans les cas douteux comme origine.

Obs. 68. — *Abcès froid costal.* (Service de M. Terrier; interne M. Guillemain.) Thèse de Bonnel.

Le nommé Gaston D..., âgé de 15 ans, entre le 5 mars 1891, salle Jarjavay, lit nº 23, à l'hôpital Bichat.

Antécédents. — Mère morte de tuberculose pulmonaire. Rien dans les antécédents personnels.

Début. — Il y a deux mois, le malade s'est aperçu d'une grosseur du volume d'une noix à la partie antérieure du deuxième espace intercostal gauche, qui est allée en augmentant, sans toutefois causer de douleurs.

Etat actuel. — Dans la région précitée, tumeur étalée, aplatie, à peu près de la grosseur d'un œuf de poule. Elle s'avance en dedans jusqu'au sternum. Aucun changement de la peau qui la recouvre. Fluctuation, indolence à la pression sur le sternum et les trois premières côtes.

Diagnostic. — Abcès froid chondro-costal.

Opération. — Sous le chloroforme par M. Broca, aidé par M. Guillemain, le 8 mars. Incision sur la partie culminante de la tumeur et parallèle aux fibres du grand pectoral. Dissection de la poche assez laborieuse, car elle adhère fortement à la face postérieure du muscle grand pectoral, mais non aux côtes. Raclage à la curette des fongosités restantes. On voit à la partie antérieure du deuxième espace un orifice sur le bord supérieur de la troisième côte, petit, rempli de fongosités, qui se dirige obliquement en bas et au dehors vers l'articulation de la troisième côte, vers son cartilage.

Résection avec de forts ciseaux de un centimètre et demi de côte et de son cartilage. A la face postérieure de l'extrémité osseuse il y a un point dénudé très peu étendu. Pas d'infiltration caséeuse dans l'os ; en somme, lésion tuberculeuse superficielle de l'extrémité de la troisième côte. Lavage au chlorure de zinc. Drainage. Suture. Pansement iodoformé.

9 mars. Va bien, n'a pas eu de température.

Le 15. Pansement, pas de pus. Ablation des fils et du drain.

La température n'a jamais dépassé 37°. Jamais il n'a eu de douleurs.

Il a quitté l'hôpital le 22 mars, c'est-à-dire 14 jours après l'opération, avec une guérison vraisemblablement complète.

Obs. 69. — *Abcès ossifluent du sein. Résection du sternum. Régénération osseuse.* — Daniel Molière. *Gazette des hôpitaux*, 1886, p. 188.

La malade que je présente aujourd'hui n'a pas d'antécédents morbides bien nets. Elle aurait éprouvé dix ans avant son entrée dans le service, à la suite d'un effort, une douleur très vive au niveau de l'appendice xiphoïde. Cet accident, qui l'effraya beaucoup, n'eut aucune suite fâcheuse; pourtant, deux ans plus tard, elle vit se développer, au niveau du bord droit du sternum, une tumeur qui disparut spontanément. A son entrée, elle portait au niveau du sein gauche une tumeur du volume d'une orange mandarine. Elle avait débuté il y a dix-huit mois; elle était mobile, lisse, arrondie, rénitente. Il était facile de la limiter par la palpation et se convaincre qu'il ne s'agissait pas d'un néoplasme développé aux dépens de la glande mammaire. Un pédicule très mince la reliait au squelette. Malgré les excellents antécédents de cette malade qui n'a jamais eu d'accidents strumeux, nous diagnostiquâmes un abcès froid ayant pour origine une côte ou le sternum. Cette tumeur avait absolument toutes les apparences d'une tumeur adénoïde. Aussi résolûmes-nous d'en pratiquer l'énucléation, sans l'ouvrir par la voie sous-mammaire.

Les premiers temps de l'opération ont été absolument simples. L'énucléation de la tumeur n'a présenté aucune difficulté. Mais, arrivés sur son pédicule, nous avons vu qu'il se prolongeait à droite en passant en avant du sternum qu'il croisait perpendiculairement à son axe pour se perdre vers l'avant-dernier espace intercostal droit. A ce niveau, le pédicule avait le volume d'une plume de perdrix. Mais, en le sectionnant pour enlever la tumeur, je vis qu'il était tubulé. Un petit stylet introduit par cette tubulure pénétra derrière le sternum dans le médiastin.

A l'aide d'une gouge de sculpteur, j'enlevai le segment du sternum de 2 centim. de hauteur sur toute la largeur de l'os. Par cette résection fut mise à nu une cavité rétro-sternale.

La lésion osseuse qui avait donné naissance à l'abcès, siégeait donc derrière le sternum à sa face postérieure. La plaie du sein a été réunie et nous avons essayé d'introduire un drain dans le médiastin. Mais il a été rapidement chassé par le choc de la pointe du cœur.

La cicatrisation a été très rapide, quelques rares pansements ont suffi. Dans toute la région mammaire, il y a eu réunion immédiate : seul, le point sternal est resté en retard de quelques jours; mais aujourd'hui la réparation osseuse est complète et la malade quitte l'hôpital absolument guérie.

OBS. 70. — *Manifestations tuberculeuses multiples (adénites cervicales; abcès froids thoraciques, tuberculisation des poumons et de l'abdomen, survenus chez un homme de 22 ans à la suite d'un séjour de deux années en prison. Amélioration notable.* — CHARVOT. *Revue de chirurgie*, 1884, p. 752.

Antoine Ch..., 22 ans, ancien fumiste, constitution assez faible; sa mère est morte d'une bronchite chronique; pas d'autres antécédents morbides héréditaires ou personnels. Il s'est toujours bien porté jusqu'à l'âge de 28 ans, époque à laquelle il a été mis en prison.

A Clairvaux, notre homme a été soumis à un régime très sévère (privation de viande et de vin, travaux très pénibles, etc.) et la réclusion aidant, sa constitution s'est rapidement détériorée. La première manifestation de cet état cachectique ou, pour mieux dire, tuberculeux, a été un engorgement des glandes du cou.

Puis la faiblesse augmentant toujours, il est pris, neuf mois après son entrée en prison, de signes évidents de tuberculose pulmonaire et abdominale, sueurs nocturnes, diarrhées, douleurs abdominales, vomissements répétés; en même temps apparaissait, un peu au-dessous et à gauche de l'ombilic, une petite tumeur dure et douloureuse qui, grosse alors comme un œuf de pigeon, n'a fait depuis que s'accroître. Après s'être présenté plusieurs fois à l'infirmerie où on lui appliquait sans grands résultats des cataplasmes sur le ventre, Ch... ne pouvait plus travailler et est placé dans la section des vieillards et, plus tard, envoyé à l'hôpital Sainte-Anne (avril 1880). Le traitement (cataplasmes et vésicatoires sur le ventre) reste sans effet et il rentre dans sa prison (10 août 1880). Son séjour n'y fut pas long, car son état s'aggravant, il fut forcé de rentrer à Sainte-Anne le 2 février 1881 et y resta jusqu'à sa libération (21 juin 1881).

A ce moment il entre à l'hôpital du Val-de-Grâce, et nous constatons tous les signes d'une cachexie profonde ; l'amaigrissement est très considérable ; les bras et les jambes sont remarquablement grêles, le malade se sent très affaibli et ne peut marcher longtemps ; il a des sueurs nocturnes ; l'appétit est bon, les digestions assez faciles. Les vomissements ont disparu depuis trois mois environ ; la diarrhée survient à de fréquents intervalles et dure alors quatre ou cinq jours. Il se plaint de douleurs vives à la région ombilicale, s'exagérant par la pression et par la digestion. La palpation, en ce point, fait découvrir assez superficiellement des nodosités, qui, réunies, donnent la sensation d'une tumeur assez volumineuse (grosse comme le poing) située du côté gauche de la région ombilicale et gagnant le flanc correspondant ; pas de liquide dans la cavité péritonéale. On croit un instant à un engorgement caséeux des ganglions intra-abdominaux ; mais nous pensons plutôt à une induration tuberculeuse du grand épiploon ; car la tumeur semble superficielle, et le malade dit qu'elle a débuté par une petite induration superficielle, située à côté de l'ombilic. Sur la poitrine à droite, au niveau de la sixième côte, nous découvrons une petite tuméfaction complètement indolente, large comme une pièce de cinq francs ; au centre un orifice fistuleux laisse écouler un liquide citrin ; le stylet montre un décollement périphérique et arrive sous la côte supérieure un peu dénudée.

Le malade tousse un peu et se plaint d'un léger point de côté à gauche ; les deux sommets des poumons sont le siège d'une tuberculisation évidente. Après un séjour de trois mois à l'hôpital, pendant lequel le traitement a été surtout reconstituant, le malade sort le 8 octobre 1881 ; l'état de la fistule de la paroi thoracique n'a pas changé ainsi que l'induration abdominale ; mais l'état général s'est considérablement amélioré ; l'homme a engraissé, les forces sont revenues, le teint est bon. Dans les sommets même les signes de tuberculose pulmonaire ne sont plus aussi évidents.

Cette observation parle d'elle-même et montre clairement l'influence de la réclusion sur le développement de la tuberculose chirurgicale aussi bien que médicale ; l'homme sain, du reste, et n'ayant eu jusque-là aucune manifestation scrofuleuse, tuberculeuse, est atteint après quelques mois de prison, de tuberculisation multiple, externe et interne ; les glandes du cou, la paroi thoracique se prennent en même temps que l'état général s'altère profondément et que surviennent des signes évidents de tuberculisation viscérale, poumons et abdomen. Il sort de prison et trois mois d'un régime reconstituant relèvent d'une façon notable son état général, sans avoir cependant grande influence sur les tuberculoses externes.

Nous ne voyons pas en quoi cette observation se rapporte aux périostites externes. Le sujet était franchement tuberculeux, et tuberculeux pulmonaire ; aussi les deux hypothèses admissibles sont-elles les suivantes : ou bien abcès froid d'origine costale, ou bien adénite tuberculeuse des ganglions médiastinaux consécutifs à lymphangite pleuro-pulmonaire.

Obs. 71. — *Abcès froid costal, troisième côte.* (Service de M. Terrier; due à l'obligeance de M. Guillemain, interne.) Thèse de Bonnel.

Le nommé C..., âgé de 62 ans, entre le 17 février 1891, salle Jarjavay, lit n° 23, à l'hôpital Bichat.

Aucun antécédent bacillaire. Fièvres intermittentes en Crimée, 1854. En mai 1890, violente contusion sur le côté droit du thorax (?). Depuis ce jour, quelques douleurs à cet endroit. En décembre 1890 le malade s'est aperçu qu'une tuméfaction se formait à peu près dans la région traumatisée, elle a peu à peu augmenté depuis.

État actuel. — Dans le septième espace intercostal droit, 3 ou 4 centim. au-dessous du mamelon, le malade porte un abcès du volume d'une mandarine. La peau qui le recouvre est rouge et menace de s'ulcérer. Indolence absolue, fixité de l'abcès à la cage thoracique. La pression sur la côte qui le recouvre ne provoque pas de douleurs.

Opération, le 22 février, par M. Guillemain, aide de M. Broca. — Incision longue de 10 centim, dissection d'une grande partie de la poche; le reste, adhérent aux espaces intercostaux, est enlevé à la curette et aux ciseaux. On aperçoit alors sur le muscle intercostal externe, immédiatement au-dessous de la septième côte, un orifice rempli par une masse fongueuse, laquelle enlevée à la curette laisse voir un trajet obliquement ascendant vers la face interne de la côte. Après décollement du périoste, résection de 3 centim. environ de la septième côte. A la face interne du fragment on trouve un petit foyer tuberculeux situé tout près de la jonction avec son cartilage. La section antérieure porte même sur le cartilage. Lavage de la cavité au chlorure de zinc, suture, drainage, pansement iodoformé.

Suites opératoires. — Du 21 février au 1er mars, température variant entre 37° et 37°,5. Le 1er mars, ablation du drain et des fils, réunion par première intention.

Le 7 mars, exeat. Le malade semble complètement guéri. L'évolution tuberculeuse semble avoir eu pour cause, d'après la rédaction de cette observation, un traumatisme; il est cependant extraordinaire de voir la lésion siéger à la face interne de la côte.

Obs. 72. — *Abcès froid de la paroi thoracique et lymphangite tuberculeuse. (Testicule tuberculeux.)*

Le nommé Jean S..., âgé de 34 ans, entré le 10 octobre 1890, occupe, salle Nélaton, le lit n° 2.

Antécédents héréditaires. — Nuls. Aucune maladie dans l'enfance. Blennorrhagie et épididymite consécutives en 1878.

Il y a 5 mois environ il ressentit une douleur fixe au niveau de la septième côte, qui était réveillée par la pression. Puis apparut peu à peu une petite tumeur qui continua à augmenter en même temps qu'elle se ramollissait à son centre.

A la même époque le testicule droit devient douloureux, augmente de volume; il se forme un abcès qui s'ouvre laissant une fistule.

Examen. — Au niveau de la septième côte gauche on constate une tumeur du volume d'un gros œuf de poule, molle, fluctuante, non douloureuse.

De cette tumeur, suivant la côte et se dirigeant vers l'aisselle, un prolongement dur, gros comme le manche d'un porte-plume.

Au testicule droit on constate une fistule qui suppure légèrement.

La prostate est un peu augmentée de volume, les vésicules séminales sont légèrement indurées.

Etat général. — Les poumons ne présentent aucune lésion appréciable, le malade ne tousse pas. L'aspect général est bon.

Opération, 14 octobre. — La peau incisée, on trouve une poche qui est disséquée et enlevée ; le prolongement qui se dirigeait vers l'aisselle (prolongement lymphatique) est aussi soigneusement disséqué. La guérison eut lieu rapidement.

Réflexions. — Cette observation paraît se rattacher à un abcès du tissu cellulaire. On ne signale en effet ni lésions osseuses, ni trajet fongueux filant entre les côtes. Elle est intéressante par la présence de cette traînée lymphatique gagnant les ganglions de l'aisselle.

Observations de traitement par injections.

Obs. 73. — *Abcès froid latéral.*

J..., âgé de 49 ans, sellier, entré salle Nélaton, lit 25, le 28 janvier 1890. Sortie le 26 février 1890.

Abcès costal situé au niveau de la dixième côte droite sur le prolongement de la ligne axillaire, du volume de deux poings.

Cet abcès fut traité autrefois par des injections d'éther iodoformé ; il avait guéri.

La guérison ne s'est maintenue qu'un an et demi.

Incision, grattage de la paroi, guérison rapide.

Obs. 74. — *Abcès latéral du thorax.*

Julien F..., 16 ans, entré le 4 mai 1889, lit 8 *bis*.

Nous ne trouvons que ces indications :

Abcès volumineux au niveau de la face latérale externe du thorax, ayant débuté il y a un mois environ.

Fonction et injection de naphtol.

Sorti le 22 juin. La tumeur a diminué, mais le malade n'est pas guéri puisque nous trouvons ces mots : Reviendra se faire panser.

Obs. 75. — *Tuberculose pulmonaire. Abcès froid postérieur siégeant près de l'épine de l'omoplate.*

Le nommé Alexandre G..., 53 ans, occupe, salle Nélaton, le lit n° 14. Il est entré le 28 avril 1889.

Ce malade est un tuberculeux présentant aux deux sommets des lésions avancées. Il porte très près de l'angle inférieur de l'omoplate un abcès profond volumineux.

9 avril. On pratique une ponction qui donne issue à 150 gr. de pus fétide et on injecte dans la poche une solution de naphtol alcoolisé à 5 p. 100.

26 avril, 17 mai, 7 juin. Nouvelles ponctions et injections.

12 juin. Le malade sort amélioré ; le volume de l'abcès a diminué, la capacité paraît particulièrement très peu considérable.

La suite de l'observation porte qu'il reviendra se faire faire de nouvelles injections.

Nous voyons qu'ici la ponction et l'injection n'ont eu qu'un demi-succès, et cependant elles ont exigé un séjour de deux mois et demi à l'hôpital.

Obs. 76. — *Abcès froid sous-trapézien.*

Le nommé R..., âgé de 27 ans, exerçant la profession de garçon de bureau, est entré le 6 janvier, salle Nélaton, nº 27; il en est sorti le 30 mars.

Antécédents héréditaires. — Mère morte tuberculeuse.

Antécédents personnels. — Le malade boite depuis son enfance.

Depuis quelque temps il a des sueurs nocturnes. A l'auscultation on entend, au sommet gauche, de l'affaiblissement, du murmure vésiculaire et un peu d'inspiration rude.

Il y a un mois, il a remarqué au niveau sus-épineux un abcès qui a évolué lentement et sans aucune douleur. Actuellement cette collection est à peu près du volume d'une tête de fœtus.

Elle est indolente et située sous le muscle trapèze ; elle n'est pas mobile sous la main ; une ponction retire 325 gr. de pus. On injecte dans l'abcès 40 gr. de naphtol.

4 février. Ponction, pus 400 gr. Injection de 60 gr. de naphtol.

Le 16. Ponction, puis 300 gr. Injection naphtol, 60 gr.

2 mars. Ponction, pus 350 gr. Injection naphtol, 40 gr.

Le 9. Ponction, pus 350 gr. Injection naphtol, 80 gr.

Le malade sort, mais revient se faire soigner à la consultation.

23 mai. Ponction, pus 320 gr. Injection naphtol, 100 gr.

Voici donc un malade ayant une lésion tuberculeuse primitive, n'ayant pas de point osseux douloureux, aucun symptôme de mal de Pott, qui, dans l'intervalle, a pu reprendre son travail, et auquel, malgré des injections successives de naphtol camphré, on retire en 6 ponctions 2,050 gr. de pus, et cependant la dernière ponction ne donne qu'un chiffre inférieur de 50 gr. à celui donné par la première.

Cette observation prouve le peu d'utilité des ponctions et des injections de substances destinées à modifier les parois de l'abcès, qui n'est souvent lui-même que la manifestation externe d'une lésion profonde.

Obs. 77. — *Abcès froid des parois thoraciques. Pleurésie antérieure.*

Le nommé Charles B..., âgé de 50 ans, est entré le 23 mars 1890, salle Nélaton, n° 2 *bis*.

Antécédents personnels. — Pleurésie à droite il y a deux ans.

Depuis trois mois, il assiste au développement d'une tumeur située entre le bord spinal de l'omoplate et la colonne vertébrale; elle est fluctuente, c'est un abcès froid. La colonne vertébrale n'est pas douloureuse. On ne peut songer à une tuberculose des vertèbres.

Première ponction le 27 mars : 450 gr. de pus.

Injection : 10 gr. d'éther iodoformé.

Deuxième ponction, 1er avril : 200 gr. de pus.

Injection : 10 gr. d'éther iodoformé.

Le malade sort le 11, non complètement guéri.

Obs. 78. — *Abcès froid thoracique. Injections de naphtol.*

Le nommé Victor D..., âgé de 44 ans, ébéniste, occupe, salle Nélaton, le lit n° 26, du 15 décembre 1890 au 11 février 1891.

On trouve sur la paroi antéro-latérale du thorax un abcès froid de 7 à 8 centim. de haut sur 7 centim. de large, immédiatement en dedans et au-dessous du mamelon.

Ponction le 17 décembre et injection de naphtol.

Le liquide se reproduit rapidement, et, au bout de deux jours, la poche est plus tendue qu'avant la ponction.

Le 25. On veut faire une nouvelle injection, mais la ponction faite avec un gros trocart ne donne aucun résultat, car le contenu est grumeleux et contient des caillots. C'est à peine si l'on peut retirer quelques gouttes de ce liquide.

Le 31. La poche augmente de volume, s'étend vers la partie moyenne du thorax, la peau, au point où a été pratiquée la ponction, devient rouge. Une nouvelle ponction donne issue à trois ou quatre cuillerées de liquide sanguinolent épais. Injection de naphtol à 5 p. 100.

26 janvier. Nouvelle ponction et injection. Il s'écoule un liquide coulant

couleur chocolat; la peau continue à rougir, finit par s'ulcérer et l'abcès s'ouvre spontanément le 8 février.

Le malade sort le 11 février porteur d'une fistule

Obs. 79. — *Abcès froid thoracique du côté gauche. Injection de naphtol.*

Le nommé Émile B..., âgé de 32 ans, vient se faire soigner à l'hôpital tout en continuant son travail.

Il est porteur au niveau des deuxième, troisième et quatrième côtes, près du sternum, d'un abcès froid. On lui fait :

19 et 26 janvier. Une ponction et une injection de naphtol.

2, 9, 17 et 24 février. Une ponction et une injection de naphtol.

2 et 9 mars. Une ponction et une injection de naphtol,

L'abcès a été en diminuant et le malade, le 20 mai, a pu se considérer comme guéri. Mais au mois de juillet il nous revient porteur à nouveau d'un abcès froid.

CONCLUSIONS

Arrivé à la fin de ce travail, nous en donnerons, ici, un court résumé.

Dans la première partie, *Historique*, nous avons montré l'évolution des idées depuis Menière jusqu'à notre époque où triomphent les idées de Gaujot, en indiquant chemin faisant quelques-unes des raisons qui nous font repousser la théorie de la périostite externe.

Dans le deuxième chapitre, *Anatomie pathologique*, nous avons étudié l'abcès du tissu cellulaire, l'abcès osseux, en nous appuyant surtout sur les travaux du professeur Lannelongue.

Dans le troisième chapitre, *Abcès froids des parois thoraciques* d'origine pleurale, nous avons démontré, revenant à la théorie de Leplat, l'existence de ces abcès en nous appuyant sur des preuves cliniques, des preuves tirées de la pathologie générale, de l'anatomie pathologique de la plèvre tuberculeuse.

Dans le quatrième chapitre, nous avons étudié les *Lymphatiques de la plèvre* et nous avons montré que, peu développés à l'état normal, au point qu'ils ne peuvent être injectés avec du mercure comme l'avait vu Mascagni, ils étaient au contraire volumineux dans le cas d'inflammation et d'adhérences pleurales, faisant communiquer les espaces lymphatiques du poumon avec les canaux blancs de l'espace intercostal.

Le cinquième chapitre, de l'*Espace intercostal*, a pour but d'expliquer le cheminement du pus, et le siège constant de ces abcès. La description des fossettes présternales, des ganglions lympathiques, mammaires et intercostaux, nous fait comprendre et admettre l'existence d'adénites, des lymphangites tuberculeuses évoluant pour leur propre compte sans qu'il y ait pour cela de lésions osseuses primitives. La situation des espaces perforés explique que fréquemment la lésion osseuse consécutive siège au niveau du bord inférieur de la côte supérieure.

Au cours de cette étude j'ai été amené à une conception nouvelle de l'espace intercostal. J'ai montré (figures 2 et 9) les insertions variables de l'intercostal interne qui, contrairement aux classiques, s'insère à la partie moyenne de l'espace aux deux lèvres de la gouttière.

La disposition du tissu cellulaire est aussi très différente suivant les points de l'espace où on l'examine (figure 10).

Les rapports du paquet vasculaire avec le muscle intercostal interne sont aussi figurés (figure 9).

Dans le sixième chapitre traitant de la *Pathogénie*, j'ai montré que l'on pouvait décrire : 1° Des abcès du tissu cellulaire, forme rare. — 2° Des abcès primitivement osseux, forme fréquente. — 3° Des abcès primitivement d'origine pleurale, et que dans nombre de cas la lésion osseuse n'était que secondaire.

Le reste de ce mémoire contient des *Observations* de ces différentes formes de tuberculose des parois thoraciques.

J'en ai réuni un certain nombre traitées par injections pour montrer combien peu ce mode de traitement donne de succès ; le seul traitement vraiment chirurgical étant l'incision, l'ablation de toutes les parties malades, os, tissu cellulaire, plèvre épaissie et tuberculeuse et l'ouverture de la collection pulmonaire quand elle existe.

Il est probable que dans certaines formes de pleurésie tuberculeuse à cavité très étroite où les deux parois ne sont séparées que par un petit espace, la persistance de l'écoulement purulent tient surtout à ce qu'en réséquant les côtes l'on n'a pas enlevé ou suffisamment gratté l'autre paroi de l'abcès froid, j'ai nommé la plèvre pariétale.

INDEX BIBLIOGRAPHIQUE

Bonnet. — *Sepulcretum*, t. I, p. 538, obs. XVII.
Boyer. — T. I, p. 532, 8e édition.
Pacini. — *Nouveau Journal de médecine*, 1822.
Bonnet. — *Archives génér. de médecine*, 1829.
Menière. — *Archives génér. de médecine*, 1829.
[?]ance. — *Archives génér. de médecine*, 1832.
Maslieurat et **Lagémard.** — *Archives génér. de médecine*, 1837.
Parisé. — *Archives génér. de médecine*, 1830.
[L]ebert. — *Anatomie pathologique.*
[Cr]uveilhier. — *Anatomie pathologique.*
[L]eplat. — *Archives génér. de médecine*, 1865.
[L]épine. — *Société de biologie*, 1869. *Arch. physiologie*, 1870.
[J]aujot. — *Leçons cliniques faites au Val-de-Grâce*
[T]honé. — Thèse Paris, 1873.
[T]roisier. — *Lymphangites pulmonaires.* Th., 1874-1875.
[P]eyrot. — *Le thorax des pleurétiques et la pleurotomie.* Th. Paris, 1876.
[D]uplay. — *Progrès médical*, 1er janvier 1876.
[V]erneuil. — *Progrès médical*, 15 juillet 1876.
[G]ervouet. — *Adénopathies similaires chez l'enfant.* Th. Paris, 1877.
[H]umbert. — *Les néoplasmes des ganglions lymphatiquess.* Th. Paris, 1878.
[N]icaise. — De l'ostéo-périostite séreuse des abcès séreux. *Revue mensuelle de médecine et de chirurgie*, 1879.
[Ch]arcot. — *Revue mensuelle médec. et chirurg.*, 1879.
[Ch]arvot. — *Gazette hebdomadaire*, 20 octobre 1879.
— *Revue de chirurgie*, p. 437, 1884.
[N]élaton (Charles). — *Le tubercule dans les affections chirurgicales.* Th. Paris, 1883.
[Qu]inquaud. — *Scrofule dans ses rapports avec la phtisie pulmonaire.* Th. Paris, 1883.
[Sc]hmitt. — *Tuberculose expérimentale.* Th. Paris, 1883.
[K]iener et **Poulet.** — De l'ostéo-périostite chronique ou carie des os. *Arch. phys.*, 1883.
[Co]rnil et **Babès.** — Note sur les bacilles de la tuberculose et sur leur topographie dans les tissus altérés par cette maladie. *Journal de l'Anatomie*, 1883.
[Gi]bbar. — *Des ostéites. Anat. path.*, 1883. Th. Paris.
[Ta]llaux. — *Journal médecine et chirurgie*, 1889.
— *Traité de chirurgie clinique*, 1891.
[Sa]nchez Toledo. — *Des rapports de l'adénopathie tuberculeuse de l'aisselle avec la tuberculose pleuro-pulmonaire.* Th. Paris, 1887.
[L]èvre. — *Tuberculose par inoculation cutanée chez l'homme.* Th. Paris, 1888.
[Vi]dal. — 1878.
[Br]issaud et **Josias.** — *Revue mensuelle de méd. et de chirurg.*, t. III, p. 817, 1879

Hanot. — Thèse agrég., 1883.
Favrot — *Société de biologie*, 1875.
Lannelongue. — *Des abcès froids*, 1881.
Barety. — Th. Paris, 1874.
Poncet. — *Traité de chirurgie*. Art. Périostite.
Tuffier. — *Semaine médicale*, p. 385, 1890.
Peyrot. — *Traité chirurgie*. Art. Poitrine.
Thiéry. — Th. Paris, 1890.
Bonnel. — Th. Paris, 1891.
Bonnaud. — Th. Paris, 1891.
Auclert. — Th. Lyon, 1893.
Lojars. — *Etudes cliniques et expérimentales sur la tuberculose*, 1891.

Anatomie.

Mascagni.
Cloquet.
Sabatier.
Bourgery et **Jacob.**
Cruveilhier.
Sappey.
Henle.
Krause.
Tillaux.
Sebileau.
Rudinger.

TABLE DES MATIÈRES

IMPRIMERIE LEMALE ET Cie, HAVRE

A LA MÊME LIBRAIRIE

APPERT, ancien interne des hôpitaux. — **Du rôle de l'organisme dans la pathogénie de quelques maladies infectieuses.** Prix........... 4 fr.

ARROU, ancien interne lauréat, prosecteur des hôpitaux. — **Circulation artérielle du testicule, anatomie comparée.** Prix................ 2 fr. 50

BONNET. — **Contribution à l'étude des névrites périphériques infectieuses aiguës.** Prix.. 5 fr.

BRISSON. — **Des divers procédés d'extraction des corps étrangers intravésicaux.** Prix... 3 fr. 50

CALBET, ancien interne des hôpitaux. — **Tumeurs congénitales d'origine parasitaire de la région sacro-coccygienne.** Prix............... 6 fr.

CAMESCASSE, ancien interne des hôpitaux. — **Du choix de l'intervention dans les affections des annexes de l'utérus.** Prix............... 5 fr.

CLAISSE, ancien interne des hôpitaux. — **L'infection bronchique.** Prix. 6 fr.

DAMOURETTE, ancien interne des hôpitaux. — **Affections des nourrissons déterminées par la galactophorite de la nourrice.** Prix....... 5 fr.

DELANSORNE. — **Contribution à l'étude de la syphilis, manifestations syphilitiques récidivant in situ.** Prix.......................... 6 fr.

GUILLEMAIN, ancien interne lauréat des hôpitaux. — **Étude de l'ostéo-arthrite tuberculeuse du genou de l'enfant.** Prix............... 5 fr.

LACHAUX. — **De la dissimulation des idées de grandeur dans le délire chronique à évolution systématique.** Prix.............. 3 fr. 50

LASSERRE, ancien interne des hôpitaux. — **De la tuberculose péritonéo-pleurale subaiguë.** Prix....................................... 3 fr. 50

MARTIN-DURR, ancien interne des hôpitaux. — **Les secousses trachéales dans l'anévrysme de l'aorte.** Prix.......................... 2 fr. 50

MAUCLAIRE, ancien interne, médaille d'or des hôpitaux, prosecteur à la Faculté. — **Des différentes formes d'ostéo-arthrites tuberculeuses, méthode sclérogène, arthrectomie précoce et répétée.** — Avec 10 planches. Prix.. 12 fr.

NAGEOTTE, ancien interne des hôpitaux. — **Tabes et paralysie générale.** — Avec 10 planches. Prix.. 7 fr.

NAGEOTTE (Mme) née WILBOUCHEWITCH, ancien interne des hôpitaux. — **Traitement antiseptique des brûlures.** Prix......................... 4 fr.

PÉPIN. — **De la cystite exfoliante considérée particulièrement en dehors de la rétroversion de l'utérus gravide et de l'accouchement laborieux.** Prix.. 3 fr. 50

PÉPIN. — **Pathogénie et traitement opératoire de l'incontinence uréthrale d'urine chez la femme.** Prix.............................. 3 fr.

SAINT-GERMAIN (DE), ancien interne des hôpitaux. — **Pathogénie du rhumatisme articulaire aigu.** — Avec 4 planches. Prix................ 6 fr.

SOUPAULT, ancien interne des hôpitaux. — **Les dyspepsies nerveuses.** Prix.. 5 fr.

IMPRIMERIE LEMALE ET Cie, HAVRE

www.ingramcontent.com/pod-product-compliance
Ingram Content Group UK Ltd.
Pitfield, Milton Keynes, MK11 3LW, UK
UKHW020151220726
13923UKWH00001B/469